René Lorenz
Dynamische Ultraschallanatomie
des Abdomens

D1667680

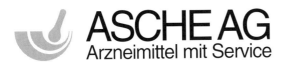

ASCHE AG
Arzneimittel mit Service

Dynamische Ultraschallanatomie des Abdomens

Leitfaden für Klinik und Praxis

René Lorenz

3., völlig neubearbeitete Auflage

200 Abbildungen

 Hippokrates Verlag Stuttgart

Die Deutsche Bibliothek – CIP-Einheitsaufnahme

Lorenz, René:
Dynamische Ultraschallanatomie des Abdomens : Leitfaden
für Klinik und Praxis/René Lorenz. – 3., völlig neubearbeitete Aufl. – Stuttgart:
Hippokrates-Verlag, 1998
ISBN 3-7773-1290-8

Anschrift des Verfassers:

Prof. Dr. med. René Lorenz
Abtlg. für Diagnostische Radiologie
Städt. Klinikum Solingen
Gotenstr. 1
42653 Solingen

1. Auflage 1991
2. Auflage 1993
3. Auflage 1998

Wichtiger Hinweis:

Wie jede Wissenschaft ist die Medizin ständigen Entwicklungen unterworfen. Forschung und klinische Erfahrung erweitern unsere Erkenntnisse, insbesondere was Behandlung und medikamentöse Therapie anbelangt. Soweit in diesem Werk eine Dosierung oder eine Applikation erwähnt wird, darf der Leser zwar darauf vertrauen, daß Autoren, Herausgeber und Verlag große Sorgfalt darauf verwandt haben, daß diese Angabe dem **Wissenstand bei Fertigstellung** des Werkes entspricht.
Für Angaben über Dosierungsanweisungen und Applikationsformen kann vom Verlag jedoch keine Gewähr übernommen werden. Jede Benutzung ist angehalten, durch sorgfältige Prüfung der Beipackzettel der verwendeten Präparate und gegebenenfalls nach Konsultation eines Spezialisten festzustellen, ob die dort gegebene Empfehlung für Dosierungen oder die Beachtung von Kontraindikationen gegenüber der Angabe in diesem Buch abweicht. Eine solche Prüfung ist besonders wichtig bei selten verwendeten Präparaten oder solchen, die neu auf den Markt gebracht worden sind. Jede Dosierung oder Applikation erfolgt auf eigene Gefahr des Benutzers. Autoren und Verlag appellieren an jeden Benutzer, ihm etwa auffallende Ungenauigkeiten dem Verlag mitzuteilen.
Geschützte Warennamen (Warenzeichen) werden nicht besonders kenntlich gemacht. Aus dem Fehlen eines solchen Hinweises kann also nicht geschlossen werden, daß es sich um einen freien Warennamen handele.

ISBN 3-7773-1290-8

Printed in Germany 1998
Grundschrift: 10/12 Pkt. Times (System Linotype)
Satz: Sommer GmbH, 91555 Feuchtwangen
Druck: Kohlhammer, 70329 Stuttgart

Inhalt

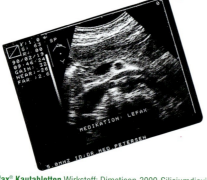
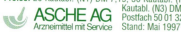

Vorwort zur 3. Auflage

Mein Dank gilt den konstruktiven Kritikern des vorliegenden Büchleins und dem unverminderten Interesse an einer dynamischen Ultraschallanatomie des Abdomens.

Die »dynamische« Weiterentwicklung des Buches beinhaltet neben zahlreichen Korrekturen neu aufgenommene anatomische Hinweise zu Bauchwand, Peritonealraum, Asziteswinkeln und Darmwand sowie zahlreiche neue Abbildungen.

Mein Dank gilt in gewohnter Weise den Mitarbeitern des Hippokrates-Verlages für die reibungslose Zusammenarbeit sowie Herrn C. Fricke (Fa. Asche AG, Hamburg) für die freundliche Unterstützung.

Solingen, Herbst 1997   *R. Lorenz*

Vorwort zur 2. Auflage

Der erfreuliche Zuspruch zu dem vorliegenden Buch hat binnen
Jahresfrist eine Neuauflage notwendig werden lassen. Vorhandene Fehler
konnten korrigiert werden. Mein Dank für die Realisation dieser »dyna-
mischen Ultraschallanatomie« gilt vor allen Dingen Herrn C. *Fricke*
(Fa. Asche AG/Hamburg) sowie den Herren H. *Fandrey* und A. *Hauff* vom
Hippokrates Verlag.

Köln-Merheim, Herbst 1992 *R. Lorenz*

Es ist besser,
eines ordentlich zu wissen,
als vielerlei halb.

(Matthias Claudius)
Aus: Tröstliche Weisheit, Ars Edition

Einleitung

Die rasante Verbesserung der Ultraschalltechnologie hat innerhalb eines
Jahrzehntes zu einer erheblichen Zunahme der Anwedungsbereiche
geführt, so daß heute keine Fachdisziplin mehr auf den Einsatz dieses
Verfahrens verzichten kann. Im umgekehrten Verhältnis zur weiten
Verbreitung der Methode steht nach wie vor ein deutliches Ausbildungs-
defizit, welches die Aussagekraft dieser Methode noch immer limitiert.
Sinnvoller Einsatz und Beurteilung des Sonogramms sind extrem untersu-
cherabhängig, wobei neben detaillierten anatomischen Kenntnissen
manuell-koordinative Fähigkeiten und nicht zuletzt »engrammierte«
Erfahrungswerte in die Befunderhebung mit eingehen. Insbesondere ist die
Beherrschung einer spezifischen Schnittbildanatomie grundlegende und
unabdingbare Voraussetzung für ein erfolgreiches Arbeiten mit der
Methode.
Im vorliegenden Text wird daher eine dynamische, anwenderorientierte
Schnittbildanatomie des Abdomens aufgezeigt, die an Übungsskizzen
vertieft werden soll.

Herrn *Albrecht Hauff,* Frau *Seiz* und Herrn *Feuerbacher* danke ich für die
gewohnt gute Zusammenarbeit.

R. Lorenz, Frühjahr 1991

I

Voraussetzungen für ein »erfolgreiches« Sonographieren

1. **Anamnese, klinischer Befund bzw. körperliche Untersuchung**

(Klinisch-bildmorphologisches Untersuchungskonzept!)

2. **Patientenvorbereitung**

▶ *Vortag:.* **Diätische Maßnahmen** keine üppigen Mahlzeiten, keine blähenden Speisen, am Abend vor der Untersuchung nur eine kleine, leichte Mahlzeit.

▶ **Entschäumung** 3 x 2 Tabletten Simethicon (z.b. Lefax®) am Vortag, gegebenenfalls Abführen.

▶ **Untersuchungstag**: Patient nüchtern. 2 Tabletten Simethicon (z.B. Lefax®) vor der Untersuchung.

▶ Untersuchung möglichst frühmorgens, da wenig Luft u. Flüssigkeit im Magen.

Merke: Polysiloxanderivate erreichen Magen und proximalen Dünndarm. Distaler Dünndarm und Kolon bleiben meist unbeeinflußt!
Bei ausgeprägter Darmgasblähung zur Wiederholungsuntersuchung bzw. bei »Problempatienten« (z. B.: Adipositas, Aerophagie) zweckmäßigerweise kombinierte Vorbereitung mit Entschäumer und Laxans und ggf. flüssige Ernährung am Vortag der Untersuchung. Meidung knoblauchhaltiger Gerichte, kein Zigarettengenuß.

Intestinale Gasansammlungen mit den hieran entstehenden Schallschatteneffekten können die sonographische Diagnostik der Abdominalorgane erheblich behindern. Deswegen ist eine Patientenvorbereitung generell zu befürworten. Eine erneute Untersuchung, die den Patienten psychisch belasten kann und zusätzlich Kosten verursacht, läßt sich so meist vermeiden.

Der Wert einer derartigen Vorbereitung mit Entschäumen wurde durch eine prospektive plazebokontrollierte Doppelblindstudie untermauert.

Die Untersuchung der Gallenblase und der Gallenwege sollte stets am nüchternen und vorbereiteten Patienten erfolgen. Die Gallenblase kann sich postprandial unter Umständen derart kontrahieren, daß sonographisch ein Gallenblasenlumen nicht mehr nachzuweisen ist. Im allgemeinen ist dann eine Beurteilung der Gallenblase unmöglich. In der Umgebung der Gallenblase und des proximalen extrahepatischen Gallenganges vorkommende Darmgassammlungen sind möglichst gering zu halten oder gar ganz auszuschalten. Diese intestinalen Gasansammlungen führen nämlich zu ähnlichen Effekten wie Gallenkonkremente und können daher insbesondere dem Anfänger erhebliche differentialdiagnostische Schwierigkeiten bereiten.

Eine gute Vorbereitung des Patienten und gute Untersuchungsbedingungen vorausgesetzt, lassen sich sonographisch die Morphologie des Pankreas betreffend wesentliche diagnostische Aussagen gewinnen. Über Veränderungen der Außenkontur und der Binnenstruktur des Organs wie auch pathologische Aufweitungen des Pankreasgangsystems sind wesentliche Hinweise auf das Vorliegen chronisch-entzündlicher oder tumoröser Erkrankungen der Bauchspeicheldrüse zu erbringen.

3. Kooperation bzw. Patientencompliance

▶ Verständigung mit dem Patienten (Sprache, Schwerhörigkeit).
▶ Atemkommando (tiefe Inspiration; »in den Bauch atmen«, damit durch Tiefertreten des Quercolons Pancreas u. Leber besser sichtbar werden.

4. Lagerung

▶ Rückenlage mit leicht erhöhtem Kopfteil (15–20°), Arme hinter dem Kopf verschränkt.
▶ Rechtsseitlage bei schlecht einsehbarer linker Niere.
▶ Linsseitlage, Untersuchung im Stehen: V. a. Gallenblasenpolypen, bessere Pankreasdarstellung durch Tiefertreten des Querkolons (vereinzelt).

5. Ankoppelungsmedium

In der Regel Hydrogel auf Polyacrylsäurebasis, alternativ Öl bzw. Wasser (unpraktikabel, da nicht viskös und schnell verdunstet); Alkohol bei offenen Wunden, Punktionen.

Merke: Kontaktgel vom Apotheker hergestellt in der Regel kosten-günstiger als Industriezubereitungen.

▶ Rezept: Hydrogel auf Polyacrylsäurebasis

100 g enthalten:

Polyacrylsäure	0,5 g
Isopropylalkohol	5,0 g
Propylenglycol	20,0 g
Natriumhydroxid	0,12 g
Gereinigtes Wasser	zu 100,0 g

Merke: Nicht am Kontaktmedium sparen! Schallkopf nach Gebrauch vom Kontaktmedium reinigen, da eingetrocknetes Gel zu Schäden am Kunststoffapplikator führen kann!

6. Beleuchtung

▶ Kein Gegenlicht.

▶ Indirekte Beleuchtung.

▶ Leicht abgedunkelter Raum, nicht bei Tageslicht untersuchen

7. Zeit und Ruhe

Die Ultraschalluntersuchung sollte nicht unter Zeitdruck erfolgen. Der Zeitaufwand ist vom Ausbildungsstand des Untersuchers abhän-gig.

Merke: Schnelle Gefälligkeitsuntersuchungen bzw. Einzelorgan-checks führen unweigerlich zu Fehlern!

▶ Richtwerte:
Von der DEGUM (= Deutsche Gesellschaft für Ultraschall in der Medizin) werden angegeben:
Zeitaufwand für die Ultraschalldiagnostik

Ärztliche Tätigkeit: ein Organ	15 min
jedes weitere Organ	je + 5 min
ultraschallgezielte Eingriffe bzw. besonderer	+ 15 min
untersuchungstechnischer Aufwand	+ 15 min

8. Systematischer Untersuchungsablauf mit kontinuierlicher Schnittführung

Merke: Keine Lücken entstehen lassen!
Trotz problemorientierter Blickrichtung niemals das Abdomen als ganzes vergessen!

9. Beherrschung des Gerätes (Gerätekunde!)

Betriebsanleitung, technische Details, Justierung des Betriebsmonitors für adäquate Dokumentation.

Merke: Gewünschte Helligkeit und Kontrast des Monitors mit Filzschreiber markieren, da diese Bedienungsknöpfe häufig beim Reinigen durch das Personal verstellt werden!

10. Klare Terminologie, keine »nebulöse Strukturanalyse«

▶ solide – zystisch, liquide – nicht definierbar.
▶ reflexreich – reflexarm – reflexfrei – gemischt reflexreich/reflexarm.
▶ Schallauslöschung, Schallschatten.
▶ Wiederholungsechos bzw. Reverberationen (Luft!).

11. **Kenntnis der Grenzen der Methode, Erlernen der eigenen methoden-
bezogenen Grenzen**

12. **Dokumentation**

Kostengünstig sind Videoprinter bzw. Video-Band-Aufzeichnung.
(Nachteilig bei der Videoaufzeichnung: zusätzlich Kamera bzw.
Printer nötig, falls Bilder herausgegeben werden sollen.)

Merke: Erkennbare Strukturen dokumentieren, damit bei einer
Prüfung auch nachvollziehbare Befunde vorgelegt werden
können. Bilder nicht zu dunkel bzw. hell abziehen!
Bildqualität hängt ab von Monitoreinstellung, Regulation
der Verstärkung sowie Printeradaptation.

▶ Dokumentationsvorschlag (Normalbefund):
1. Längsschnitt durch die Aorta, li. Leberlappen, Pankreaskorpus,
V. mesenterica sup. (Oberbauch).
2. Längsschnitt durch die V. cava, Lobus quadratus und caudatus der
Leber sowie den Pankreaskopf (Oberbauch).
3. Subkostalschnitt rechts mit Gallenblase.
4. Beide Nieren längs (Organachse).
5. Sonographische Leberpforte quer (Körperachse).
6. Pankreaskorpus quer (Körperachse).
7. Milz längs (Organachse).
8. Blase, Prostata, Uterus, Adnexe längs bzw. quer.

Merke: Bei pathologischen Befunden – wenn möglich – mit
erkennbarer Organzuordnung dokumentieren.

▶ **Normalbefunde – Oberbauch (Befundvorschläge).**

a. Sonographie des Oberbauches:
Normal große, glatt begrenzte Leber mit regelmäßigem Reflexmuster. Fokale echoabgeschwächte oder echoverstärkte Bezirke
fehlen. Regelrechte Konfiguration der Leberpforte. Normaler
Verlauf der intrahepatischen Gefäßstrukturen.

Gallenblase ohne Konkremente oder Polypen.
Normal großes, glatt begrenztes Pankreas mit altersentsprechendem Reflexmuster.
Lage, Form, Größe und Reflexmuster der Milz entsprechen der Norm. Beide Nieren – soweit bei der Untersuchung von lateral beurteilbar – ohne Raumforderung solider oder liquider Natur, Abflußbehinderung oder sonographisch faßbare Konkremente.
Aorta und V. cava inferior unauffällig. Keine Lymphome, kein Aszites.
Beurteilung:
An den dargestellten Oberbauchorganen kein sonographisch faßbarer, pathologischer Befund.

b. Sonographie des Oberbauches:
Normal große Leber mit regelrechtem Reflexmuster ohne Nachweis sonographisch faßbarer Metastasen. Gallenblase ohne Steinnachweis. Normal großes, glatt begrenztes Pankreas mit regelrechtem Reflexmuster. Milz unauffällig.
Beide Nieren von lateral ohne Raumforderung, Abflußbehinderung oder sonographisch faßbare Konkremente.
Große Oberbauchgefäße regelrecht. Keine Lymphome, kein Aszites.
Beurteilung:
An den dargestellten Oberbauchorganen kein sonographisch faßbarer, pathologischer Befund.

c. Sonographie des Oberbauches:
Normal große, glatt begrenzte Leber mit regelmäßigem Reflexmuster. Fokale echoabgeschwächte oder echoverstärkte Bezirke stellen sich nicht dar. Regelrechte Konfiguration der Leberpforte und normaler Verlauf der intrahepatischen Gefäßstrukturen.
Gallenblase ohne Konkremente oder Polypen.
Keine Lymphome, kein Aszites.
Lage, Form, Größe und Reflexmuster der Milz entsprechen der Norm. Beide Nieren – von lateral dargestellt – ohne solide oder liquide Raumforderung, Abflußbehinderung oder sonographisch faßbare Konkremente. Aorta und V. cava inferior unauffällig.

Beurteilung:
An den dargestellten Oberbauchorganen kein sonographisch
faßbarer pathologischer Befund. Das Pankreas ist wegen
Darmgasüberlagerungen nicht abgrenzbar.

d. Sonographie des Oberbauches:
Normal große Leber mit regelrechtem Reflexmuster ohne
Nachweis sonographisch faßbarer Metastasen. Gallenblase ohne
Steinnachweis. Pankreas wegen Darmgasüberlagerungen nicht
abgrenzbar. Normal große Milz mit normaler Strukturierung.
Beide Nieren von lateral ohne Anhalt für Raumforderungen, eine
Abflußbehinderung oder sonographisch faßbare Konkremente.
Große Oberbauchgefäße regelrecht. Keine Lymphome, kein
Aszites.
Beurteilung:
An den dargestellten Oberbauchorganen kein sonographisch
faßbarer pathologischer Befund.

e. Sonographie der/des ...:
Zusammenstellung bzw. Ergänzung je nach Untersuchungsablauf bzw. Körperregion (bei Teiluntersuchungen:
z. B. Kleines Becken, Prostata, Adnexe).

II

Technische Hinweise

1. Auflösung (= Mindestgröße der erfaßbaren Strukturen)

▶ Axiale Auflösung: abhängig von Schallfrequenz und Impulsdauer (1 mm bei 3,5 MHz),
▶ laterale Auflösung: abhängig von der Fokussierung (dynamisch: elektronischer Schallkopf, fixiert: mechanischer Schallkopf) ⟨2–5 mm⟩.
▶ Schichtdickenauflösung: bedeutsam für die Bildbrillanz, jedoch nur schwer meßbar; Schichtdicke in der Regel 1 cm (= Breite des Schallkopfes).

Merke: Elektronische Konvex-Schallköpfe besitzen die beste Gesamtauflösung (Produkt aus lateraler und axialer Auflösung), mechanische Sektor-Schallköpfe die ungünstigste (ca. 1/4 des elektronischen Konvex-Schallkopfes) und somit auch die geringere Fokussierung!

2. Frequenz

Die Wahl des adäquaten Frequenzspektrums hängt von der Fragestellung ab. Es sind somit verschiedene Schallköpfe notwendig.
▶ Niedere Frequenz (1,6 – 2,25 MHz): hohe Eindringtiefe, geringe Auflösung,
▶ Mittlere Frequenz (3 – 4 MHz): mittlere Eindringtiefe, mittlere Auflösung ⟨Standardfrequenz für Abdomenuntersuchungen⟩,
▶ Hohe Frequenz (> 5 MHz): geringe Eindringtiefe, große Auflösung ⟨Weichteile »small parts«: Mamma, Skrotum, Hals, Asillen⟩.

3. Graustufen

Graustufe = Echoamplitude = Brightness.
Die Amplitude wird verstärkt durch die Anzahl der Reflexe pro Bildeinheit (Pixel), abgeschwächt durch Absorption. Akustische Impedanz (»Dichte«) ist der Schallwellenwiderstand. Je größer der Impedanzunterschied einer Läsion zum umliegenden Gewebe, desto besser grenzt sie sich sonographisch ab.

Das menschliche Auge kann 16 Graustufen differenzieren, 64 oder mehr Amplitudenstufen eines Bildspeichers sind für uns nicht als Graustufen zu erkennen. Man sollte daher zweckmäßigerweise von Grautönen sprechen.

4. Histogramm

Reflexions- bzw. Amplitudenhistogramme sind graphische Darstellungen der Häufigkeitsverteilung von Reflexionsamplituden der Bildpunkte in einem definierten Meßbezirk. Es handelt sich somit um eine statistische Aufarbeitung nach der Häufigkeit einzelner Graustufen. Eine Gewebsklassifizierung ist *nicht* möglich, da der zu beurteilende Parameter »Grautonverteilung« variabel und vom Untersucher manipulierbar ist. Diese Ausstattungsoption ist daher in der Regel nicht notwendig.

5. Schallkeule *(Abb. 1)*

Entspricht der Form der Schallfeldgeometrie. Im Nahfeld laufen die Schallwellen parallel, annähernd zylindrisch, im Fernfeld divergieren

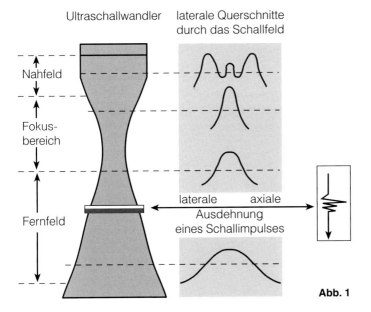

Abb. 1

sie trichterförmig. Im Übergangsbereich zwischen den beiden Feldern liegt der insgesamt vom Durchmesser her verjüngte Fokusbereich. Die Länge des Nahfeldes (Abstand Applikator/Fokusbereich) entspricht der Fokustiefe. In mittlerer Fokussierung liegt dieser Abstand für 3,5 MHz bei 8–10 cm, für 5 MHz bei 4–5 cm.

Es kann nur in das Nahfeld fokussiert werden. Die Fokussierung dient der Verbesserung der lateralen Auflösung! (s. o.)

6. Schallköpfe

Der Schallkopf (Transducer) ist Sender und Empfänger gleichzeitig. Es gibt mechanische und elektronische Schallköpfe, wobei heute zumeist Multielementköpfe (bis zu 576 Kristalle) mit gruppenweiser Anregung zum Einsatz kommen. Die Kristalle sind piezoelektrisch, d. h. durch Anlegen einer Spannung entsenden sie ein Hochfrequenzsignal.

▶ Schallkopfkonfigurationen *(Abb. 2a–e)*:
   a. Parallel = linear array
   b. Trapez
   c. Convex = curved array
   d. Sektor mechanisch
   e. Sektor elektronisch = phased array

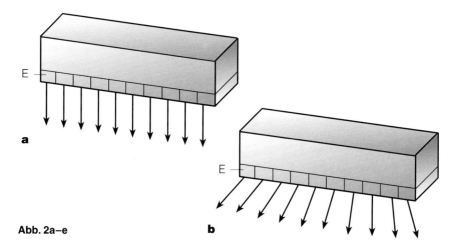

E

a

E

Abb. 2a–e   b

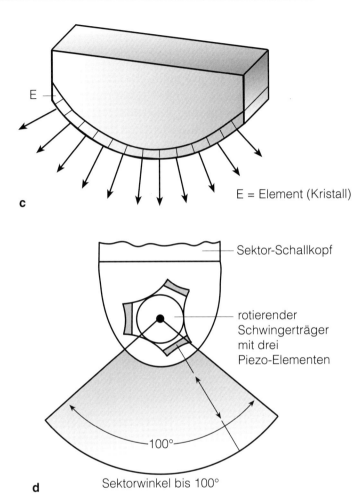

E

c

E = Element (Kristall)

Sektor-Schallkopf

rotierender
Schwingerträger
mit drei
Piezo-Elementen

100°

d   Sektorwinkel bis 100°

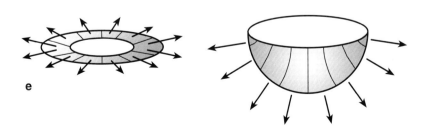

e

7. Verstärkung

Es handelt sich um ein apparatetechnisches, jedoch diagnostisch rele-
vantes Kunstprodukt infolge reduzierter lokaler Abschwächung, da es,
rein physikalisch gesehen, keine »Verstärkung« im Gewebe gibt. Die
Regler für Gesamt-, Nah- und Fernverstärkung dienen einer homoge-
nen »Ausleuchtung« des untersuchten Körperschnittes.

8. Vorlaufstrecke

▶ Flüssigkeits-Vorlauf: Wasser- oder ölgefüllte integrierte bzw. auf-
steck- oder auflegbare Vorlaufstrecken zur Ankopplung und
Verschiebung des Nahfeldes in günstigere Bereiche.
Nur noch von Bedeutung für subkutane Veränderungen.

▶ Festkörper-Vorlauf: reflexfreies Gelkissen, welches an Vorder- und
Rückfront mit Kontaktgel versehen wird, abwaschbar, wiederver-
wendbar.

Bedeutung: Ausgleich unregelmäßiger Oberflächen (z. B. Gelenke,
Halsregion, Leiste).

III

Schnittbildanatomie

1. Orientierung

Die Bildorientierung wird am Gerät mittels der Schalter »ЯR« (rechts/links) oder »ЯR« (oben/unten ⟨nicht an allen Geräten vorhanden⟩) eingestellt. Das Monitorbild sollte für die konventionelle Dokumentation wie folgt eingestellt werden:

▶ Quer- u. Schrägschnitte *(Abb. 3a)*:
Links im Monitorbild *rechte* Patientenseite, rechts im Monitorbild *linke* Patientenseite (Orientierung also am Patienten!).

▶ Längsschnitte *(Abb. 3b)*:
Links im Monitorbild *kranial*, rechts im Bild *kaudal*.
Die meisten Schallköpfe besitzen Riffelungen, »Nasen« bzw. einen exzentrisch angebrachten Kabelansatz zur Orientierung. Anhand dieser auch ohne Sicht manuell möglichen Orientierung sollte die Geräteeinstellung »ЯR« erfolgen.

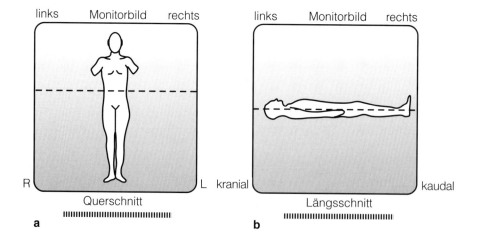

Abb. 3a/b

▶ **Orientierungshilfe** *(Abb. 4a, b)*

Rechts-links:
Bei querer Schnittführung wandert das Monitorbild bei Bewegung des
Schallkopfes zum Untersucher hin von links nach rechts: Orientierung am
Monitor korrekt! *(Abb. 4a)*
Bei gleicher Bewegung zum Untersucher hin wandert das Monitorbild von
rechts nach links: Orientierung seitenverkehrt, Änderung der Taste » ЯR«!
(Abb. 4b)

Kranial-kaudal:
Beim Längsschnitt wandert das Monitorbild mit Verschieben des
Schallkopfes von kaudal nach kranial von links (Bildschirm) nach rechts:
Orientierung korrekt! *(Abb. 4a)*
Bei gleicher Bewegung wandert das Monitorbild auf dem Schirm von rechts
nach links: Orientierung verkehrt, Änderung der Taste » ЯR«! *(Abb. 4b)*

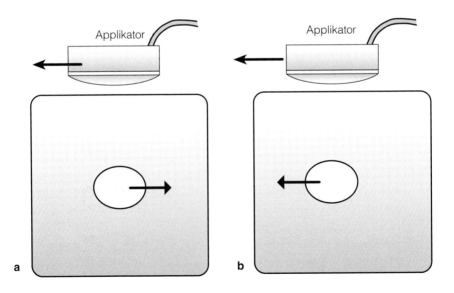

Abb. 4a/b

2. Untersuchungsgang, Systematik

Merke: Systematischer Untersuchungsablauf unabdingbare Voraussetzung für »lückenlose« Diagnostik! Fehlende Systematik führt leicht zum »Übersehen« wichtiger Details bzw. zu »Lochbrillendiagnostik« mit Fokussierung auf klinisch irrelevante Details (z. B. Gallensteine bei Lebertumor).

▶ **Untersuchungsstrategie – Abdomen** *(Abb. 5a bis 5k)*

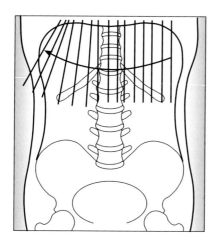

Abb. 5a

1. Schnitt, *(Abb. 5a)*
   Beginn im Längsschnitt linker Oberbauch soweit lateral als möglich (Magenfundus bzw. li. Leberlappen) mit fächerförmiger Durchmusterung von Leber, Pankreaskorpus/-kopf bis nach rechts subkostal. Hier im subkostalen Diagonalschnitt, Untersuchung des rechten Leberlappens inkl. Gallenblase.
   Der Subkostalschnitt ist bei festgelegter Orientierung (linker Bildrand kranial, rechts kaudal) seitenverkehrt, ggf. Änderung über Taste » Я R«. Jedoch nicht zwingend notwendig, da die Leber im weiteren Untersuchungsablauf in korrekter Orientierung im Querschnitt durchgemustert wird.

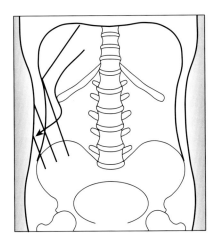

Abb. 5b

2. Schnitt, *(Abb. 5b)*

Verschieben des Schallkopfes aus der schrägen subkostalen Achse in die Längsachse nach rechts kaudal lateral: rechte Niere im Längsschnitt von ventral bzw. bei Überlagerung durch die rechte Flexur von rechts schräg lateral (der obere Nierenpol liegt oben dorsal, der untere Pol ventral).

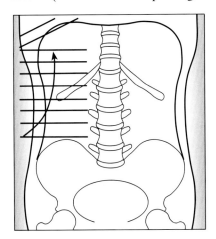

Abb. 5c

3. Schnitt, *(Abb. 5c)*

Durchmustern der Niere im Querschnitt von ventral bzw. lateral zurück bis subkostal (rechter Leberlappen) in die »sonographische Leberpforte«. Schallkopfeinstellung: zur Körperlängsachse im Winkel von 20–30° kaudal angulierter Transducer.

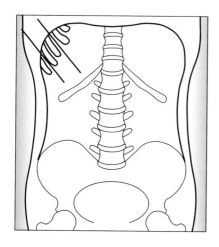

Abb. 5d

4. Schnitt, *(Abb. 5d)*
   Leber von rechts interkostal.

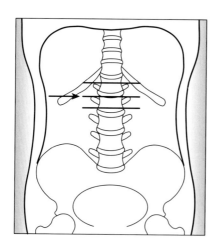

Abb. 5e

5. Schnitt, *(Abb. 5e)*
   Verschieben des Schallkpfes aus der »sonographischen Leberpforte«
   nach links medial in die Pankreaskorpusloge (gleiche Winkeleinstellung
   wie *Abb. 5c*).

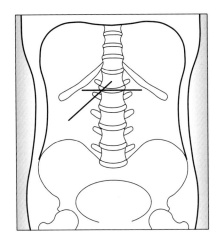

Abb. 5f

6. Schnitt, *(Abb. 5f)*
Drehen des Schallkopfes im Gegenzeigersinn nach rechts kaudal, lateral zur Darstellung des Pankreaskopfes.

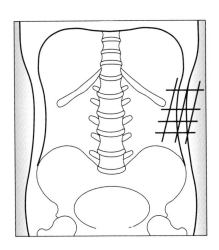

Abb. 5g

7. Schnitt, *(Abb. 5g)*
Untersuchung der linken Niere im Längs- und Querschnitt von links-lateral (Nieren- und Milzachse schneiden sich in einem Winkel von ca. 10–15°).

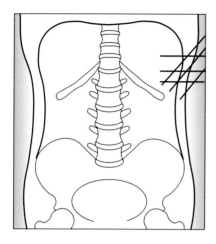

Abb. 5h

8. Schnitt, *(Abb. 5h)*
   Untersuchung der Milz und des Pankreasschwanzes in zwei Ebenen
   (Ankoppelung links laterodorsal).

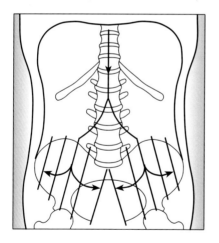

Abb. 5i

9. Schnitt, *(Abb. 5i)*
   Neuaufsetzen des Schallkopfes unterhalb des Processus xiphoideus mit
   Verfolgung der Bauchaorta bis zur Bifurkation (in Exspiration, da die
   Aorta näher unter die Bauchdecke tritt!). Verlängerung des Schnittes
   zur Beckenwand bis in Leistenhöhe. Fächerförmiges Durchmustern der
   Beckenwandstrukturen.

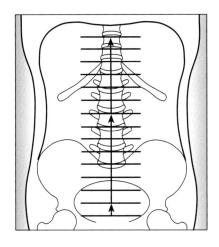

Abb. 5j

10. Schnitt, *(Abb. 5j)*
    Durchmustern des kleinen Beckens, von der Symphyse beginnend, im
    Querschnitt (gefüllte Blase!) zurück nach kranial durch die großen
    Gefäße (Aorta, Cava) bis in Höhe der Pankreasloge, bzw. des linken
    Leberlappens.

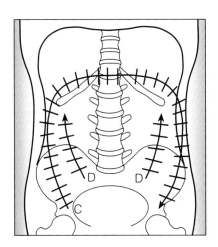

Abb. 5k

11. Schnitt, fakultativ, *(Abb 5k)*
    Durchmustern des Kolonrahmens von rechts bzw. links (C).
    Untersuchung des Dünndarms quer von kaudal nach kranial (D).

3. Sonoanatomie des Abdomens

Linker Oberbauch längs (I)

Schnittführung

Längs; links lateraler Rippenbogen.

Organtopographie

Linker Leberlappen, Pankreasschwanz, linke Niere.

Merke
Linke Niere und Pankreas nur bei schlanken Patienten oder Kindern in dieser Schnittführung zu sehen!

Abkürzungen (Abb. 6)

Al   A. lienalis
VI   V. lienalis
lL   linker Leberlappen
P   Pankreasschwanz

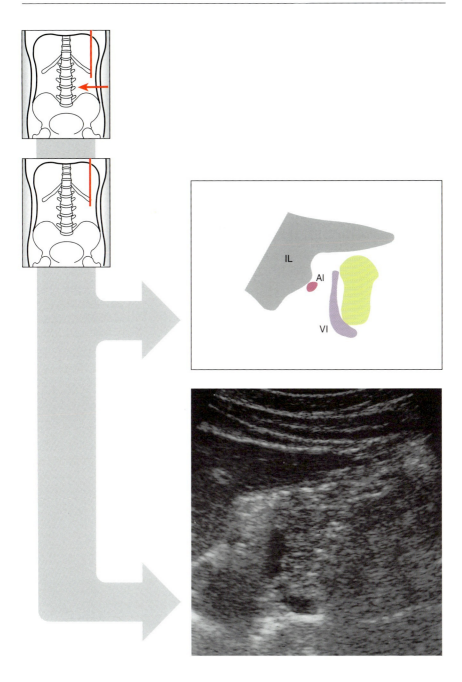

Linker Oberbauch längs (II)

Schnittführung

Links lateraler Oberbauch.

Organtopographie

Übergang Pankreaskorpus/-schwanz, unterhalb des linken Leberlappens hinter dem Magen.

Abkürzungen (Abb. 7)

C	Cardia
Co	linke Colonflexur
lL	linker Leberlappen
M	Magenkorpus
P	Pankreas

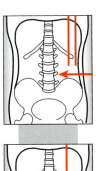

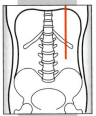

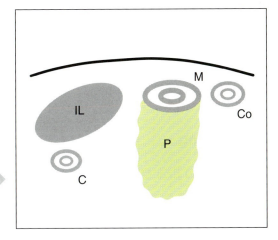

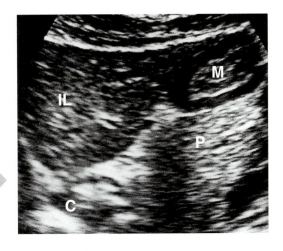

Pankreaskorpus quer

Schnittführung

Links paramedian lateral.

Organtopographie

Pankreaskorpus hinter dem Magenkorpus unterhalb des linken Leberlappens vor der Aorta.

Orientierung

Pankreas hinter dem Magenkorpus.

Abkürzungen (Abb. 8)

A	Aorta
Al	A. lienalis
Co	linke Colonflexur
lL	linker Leberlappen
M	Magenkorpus
P	Pankreaskorpus
Vl	V. lienalis

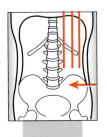

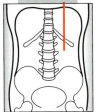

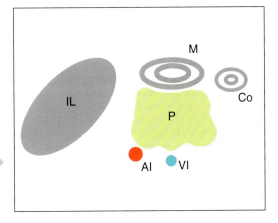

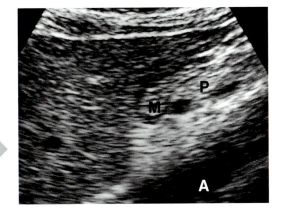

Aorta abdominalis längs (I) (kranialer Abschnitt)

Schnittführung

Links paramedian.

Organtopographie

Aorta hinter dem linken Leberlappen, Kardiaregion.

Abkürzungen (Abb. 9a)

A	Aorta abdominalis
Ams	A. mes. sup.
Al	A. lienalis
Di	Zwerchfell
lL	linker Leberlappen
P	Pankreaskorpus
Vl	V. lienalis
Vms	V. mes. sup.
Vrs	V. renalis sin.

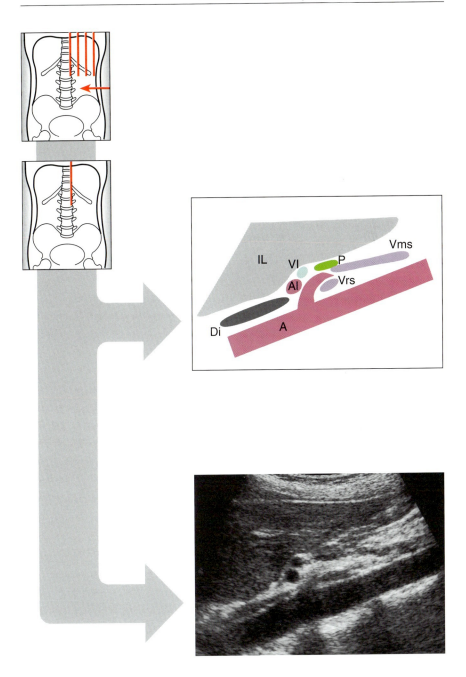

IL VI P Vms

AI Vrs

Di A

Aorta abdominalis längs (II)

Schnittführung

Links paramedian (Rippenbogen) ⟨kaudal I⟩.

Organtopographie

V. mesenterica superior ventral der Aorta, Pankreaskorpus quer.

Orientierung

Pankreas hinter dem Magenkorpus.

Abkürzungen (Abb. 9b)

A	Aorta abdominalis
Al	A. lienalis
Ams	A. mesenterica superior
lL	linker Leberlappen
M	Magenkorpus
P	Pankreaskorpus
Tc	Truncus coeliacus
Vms	V. mesenterica superior
Vrs	V. renalis sinistra
WS	Wirbelsäule

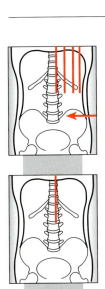

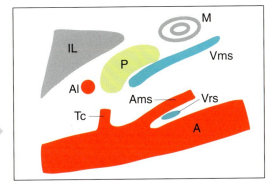

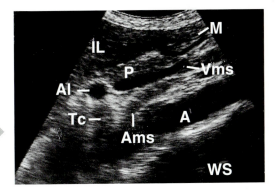

Aorta abdominalis längs (III)

Schnittführung

Links paramedian (kaudal II).

Organtopographie

Linke Nierenvene und Pars horizontalis inferior duodeni zwischen Aorta und A. mesenterica superior.

Abkürzungen (Abb. 9c)

A	Aorta abdominalis
Al	A. lienalis
Ams	A. mesenterica superior
D	Duodenum
lL	linker Leberlappen
P	Pancreas
Vrs	V. renalis sinistra

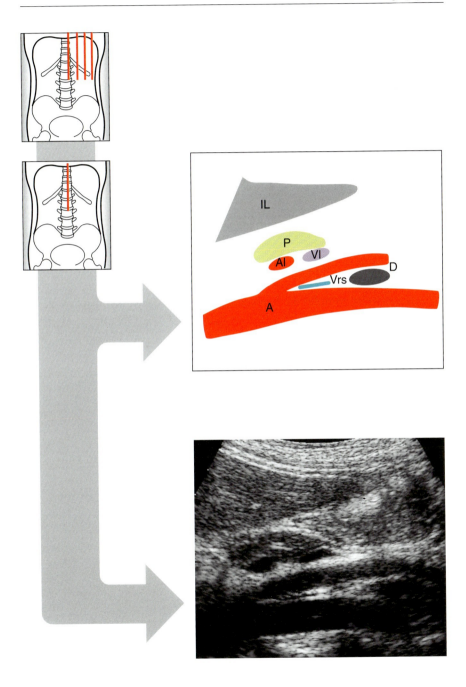

V. mesenterica superior

Schnittführung

Links paramedian längs.

Organtopographie

Pankreaskorpus vor der V. mesenterica superior. Processus uncinatus dahinter.

Merke

Normalerweise mündet die V. mesenterica inf. in die V. lienalis; hier ist somit eine Variante abgebildet!

Abkürzungen (Abb. 9d)

A   Aorta abdominalis
Co   Colon
Cv   Confluens venosus
D   Querkolon
lL   linker Leberlappen
M   Magenkorpus
P   Pankreaskorpus
Pu   Processus uncinatus
Vmi   V. mesenterica inferior
Vms   V. mesenterica superior

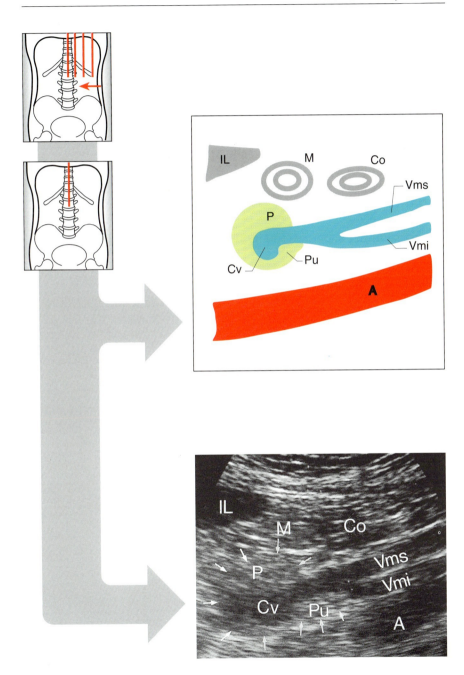

Grenze linker Leberlappen/ Lobus quadratus (V. cava längs)

Schnittführung

Längs median unterhalb des Processus xiphoideus.

Organtopographie

Teilungsstelle der V. portae (Ramus dexter et sinister) markiert Region des Lig. falciforme.

Abkürzungen (Abb. 10)

Al	A. lienalis
C	V. cava inferior
Lbc	Lobus caudatus
Lig. v.	Ligamentum venosum
lL	linker Leberlappen
P	Pankreaskorpus
RsVp	Ramus sin. Venae partae
Vci	V. cava inferior
Vh	V. hepatica

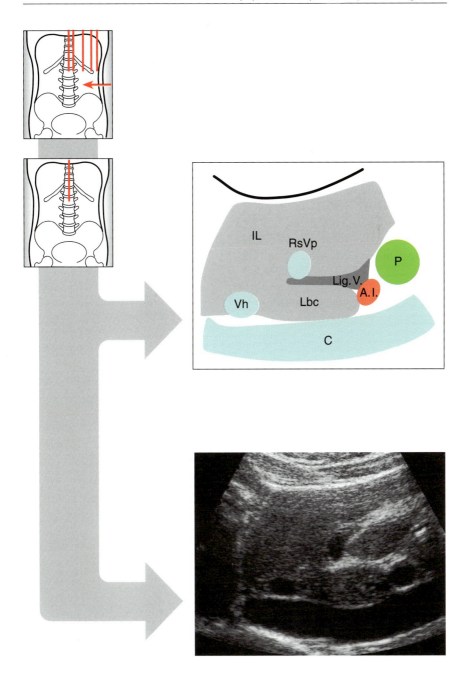

Lobus quadratus/Lobus caudatus (V. cava längs)

Schnittführung

Längs rechts paramedian.

Organtopographie

Lobus quadratus ventral des Lobus caudatus. (Beide Lappen liegen hintereinander!)

Abkürzungen (Abb. 11a)

C	V. cava inferior
Lbc	Lobus caudatus
Lbq	Lobus quadratus
Ligv	Ligamentum venosum

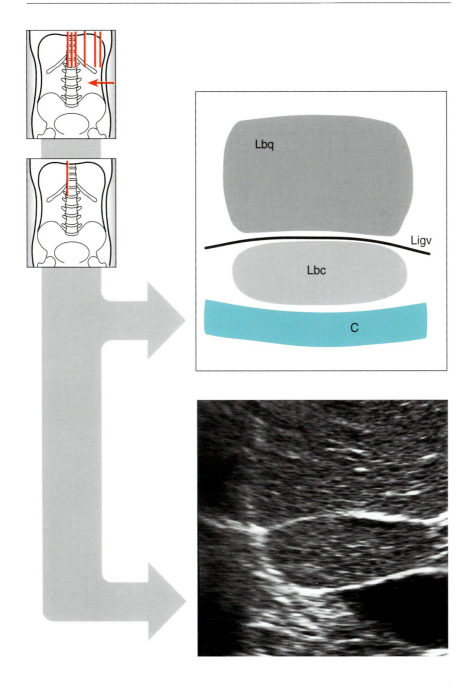

»Anatomische Leberpforte«, Pankreaskopf (I)

Schnittführung

Rechts paramedian längs.

Organtopographie

Ventral Ductus choledochus, Pankreaskopf vor der V. cava inferior.

Abkürzungen (Abb. 11b)

Agd	A. gastroduodenalis
Ah	A. hepatica (Ramus dexter)
Ard	A. renalis dextra
C	V. cava inferior
Dc	Ductus choledochus
Lbc	Lobus caudatus
Lbq	Lobus quadratus
P	Pankreaskopf
Vp	V. portae

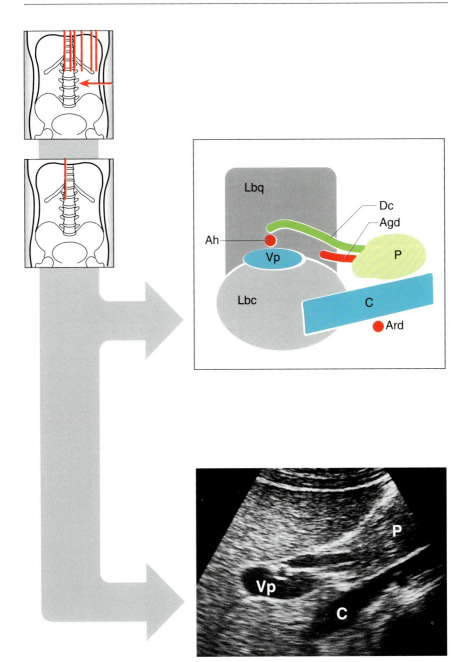

Intrahepatisches Cavasegment (II)

Schnittführung

Längs rechts paramedian in Rippenbogenhöhe (kranial Schnitt I).

Organtopographie

Einmündung der Vv. hepaticae mediales, rechter Vorhof, Leberpforte.

Abkürzungen (Abb. 11c)

Ad	rechter Vorhof
C	V. cava inferior
Lbc	Lobus caudatus
Lbq	Lobus quadratus
Vhm	V. hepatica medialis
Vp	V. portae (R. dexter)

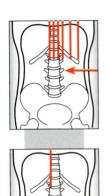

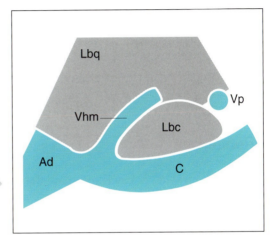

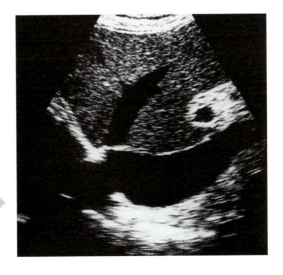

Pankreaskopf längs

Schnittführung

Rechts paramedian längs.

Organtopographie

Pankreaskopfareal in Höhe des Durchtritts der A. renalis dextra (retrocaval).

Orientierung

Pankreas ventral der V. cava, unterhalb der Leberpforte.

Merke
Die rechte Nebenniere liegt retrocaval oberhalb der A. renalis (oberer Nierenpol)!

Abkürzungen (Abb. 12)

Ard	A. renalis dextra
C	V. cava inferior
Lbc	Lobus caudatus
P	Pankreaskopf

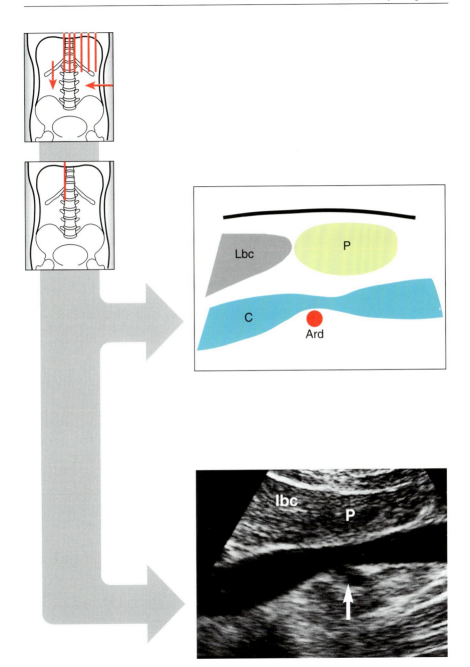

Gallenblase subkostal

Schnittführung

Rechts subkostal schräg (25–30°).

> **Merke**
> Bei nicht gedrehtem Applikator Bild seitenverkehrt (ЯR)!

Abkürzungen (Abb. 13a)

G   Gallenblase
rL   rechter Leberlappen
Di   Zwerchfell

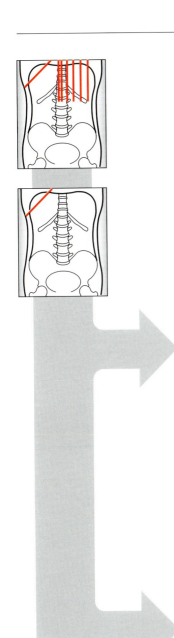

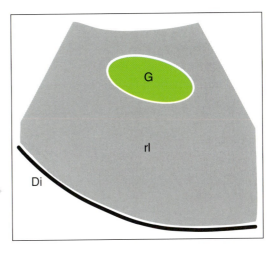

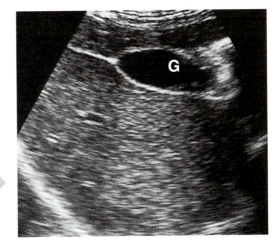

Zwerchfelldurchtritt V. cava/Aorta (I)

Schnittführung

Schräg subkostal rechts medial.

Organtopographie

V. cava infrahepatisch (Lobus caudatus), Aorten parahepatisch (linker Leberlappen).

Abkürzungen (Abb. 13b)

A   Aorta abdominalis
C   V. cava inferior
Di   Zwerchfell

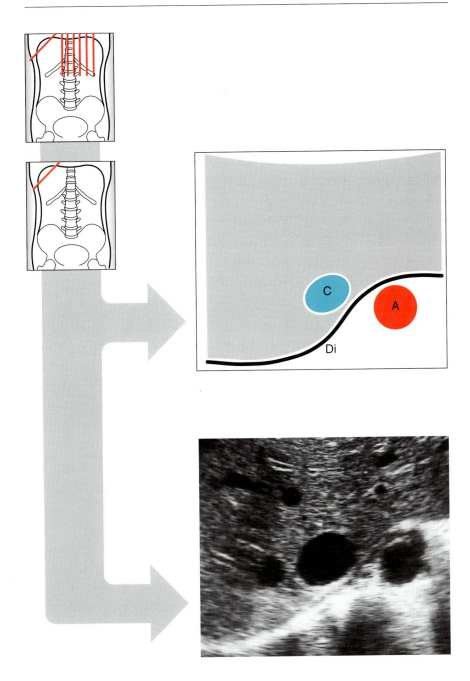

»Venenstern« (II)

Schnittführung

Subkostal rechts medial (somit unterhalb Schnitt I).

Organtopographie

Einmündung der drei Lebervenenhauptstämme. Blickrichtung von kaudal in den »Venenstern« herein.

Abkürzungen (Abb. 13c)

C	V. cava inferior
Di	Zwerchfell
Vhd	Vena hepatica dextra
Vhm	Vena hepatica medialis
Vhs	Vena hepatica sinistra

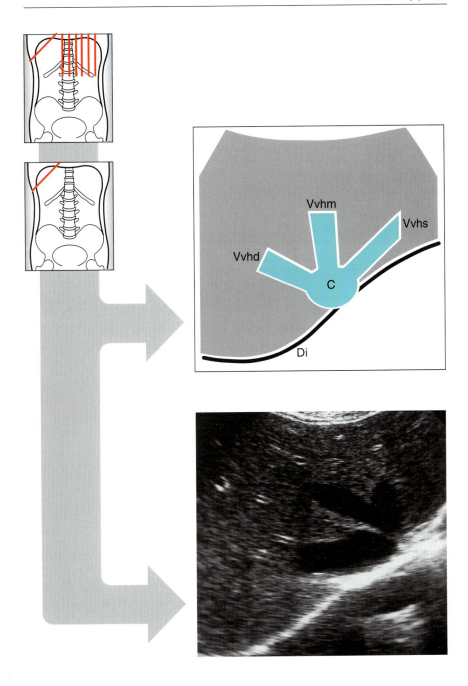

Lobus caudatus quer (III)

Schnittführung

Subkostal halbschräg rechts (Schnitt unterhalb II).

Organtopographie

Abgrenzung des Lobus caudatus durch das einstrahlende Ligamentum venosum.

Merke
In dieser Schnittführung wird der Lobus caudatus gemessen (S. 180).

Abkürzungen (Abb. 13d)

C	V. cava inferior
lL	linker Leberlappen
Lbc	Lobus caudatus
Lbq	Lobus quadratus
Lig. v.	Lig. venosum
RsVp	Ramus sinister Venae portae

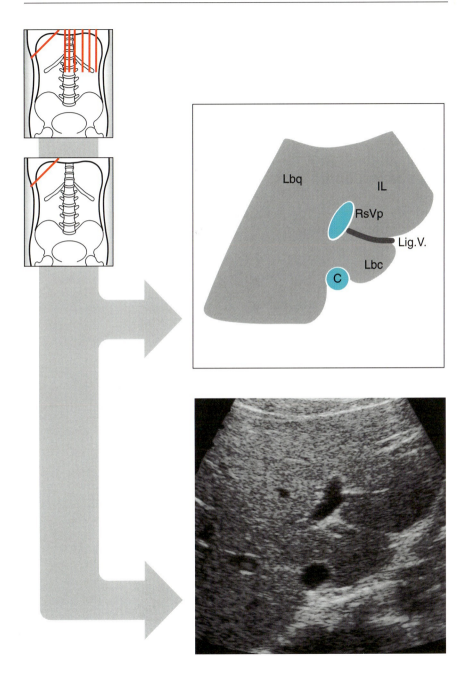

Lebervenen (interkostal)

Schnittführung

Interkostal rechts.

Organtopographie

Lebergefäße, Portalvenen stehen senkrecht zu den Lebervenen, Arterien nicht abgrenzbar.

Abkürzungen (Abb. 14a)

GG	Gallengang
Vh	Vena hepatica
Vp	Portalvenenast

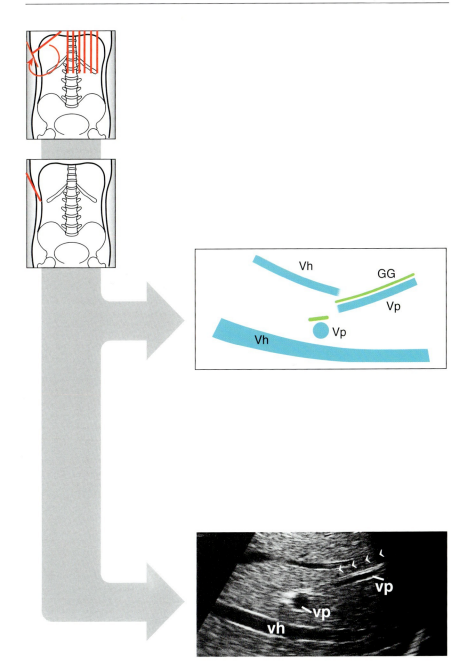

Rechter Leberlappen interkostal

Schnittführung

Interkostal rechts.

Organtopographie

Leberhilus: Ramus dexter der V. portae ventrae der V. cava inferior.

Abkürzungen (Abb. 14b)

N   rechte Niere
RdVp   Ramus dexter Venae portae
Vp   Portalvenenast re. Leberlappen

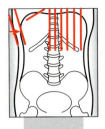

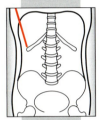

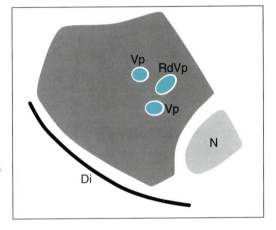

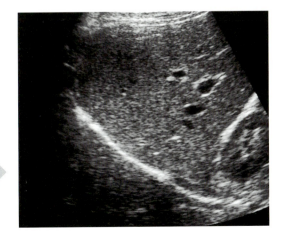

Nierenhilus (rechts) von ventral (I)

Schnittführung

Ventral rechts unterhalb des Rippenbogens.

Organtopographie

Nierenarterie und Nierenvene.

Merke
Oberhalb des Hilus hinter der V. cava liegt die rechte Nebenniere!
Normale Nebenniere beim Erwachsenen nicht abzugrenzen!

Abkürzungen (Abb. 15a)

Ard	A. renalis dextra
C	V. cava inferior
N	rechte Niere
rL	rechter Leberlappen
Vrd	V. renalis dextra

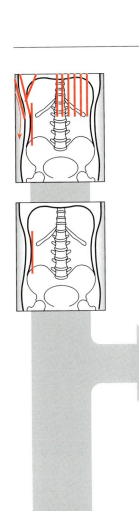

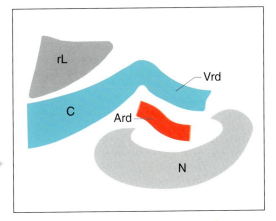

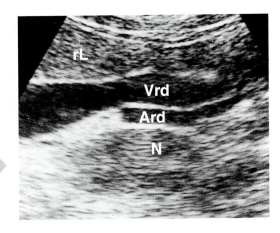

Nierenhilus rechts (II)

Schnittführung

Ventral rechts lateral unterhalb des Rippenbogens (lateral von Schnitt I).

Organtopographie

Nierenhilus von ventral: Aufteilung der A. renalis.

Abkürzungen (Abb. 15b)

Ard   A. renalis dextra
C   V. cava inferior
N   rechte Niere

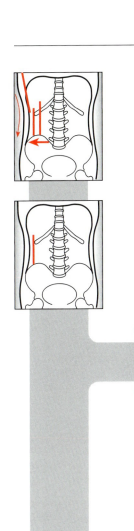

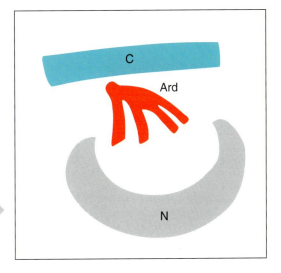

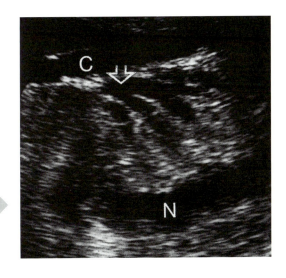

Niere (rechts) von ventral (III)

Schnittführung

Ventral rechts lateral unterhalb des Rippenbogens (lateral von Schnitt II).

Organtopographie

Niere dorsal des rechten Leberlappens.
Hepatorenaler Rezessus (Morisons Pouch) als Peritonealduplikator
zwischen Niere und Leber (Aszitessuche!).

Abkürzungen (Abb. 15c)

rL	rechter Leberlappen (Segment 6)
Mk	Markkegel
Mp	M. iliopsoas
N	rechte Niere

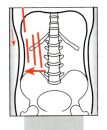

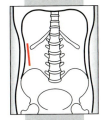

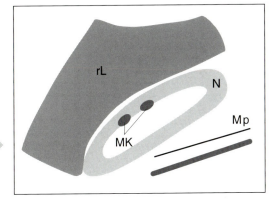

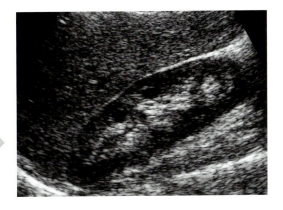

Niere (rechts) von lateral

Schnittführung

Rechte Flanke längs.

Organtopographie

Rechte Niere unterhalb des rechten Leberlappens, hepatorenaler Rezessus
(Morisons Pouch).

Merke
Suchort für geringe Aszitesmengen (ab ca. 100 ml)!

Abkürzungen (Abb. 16)

rL   rechter Leberlappen
N   rechte Niere
Mp   M. iliopsoas

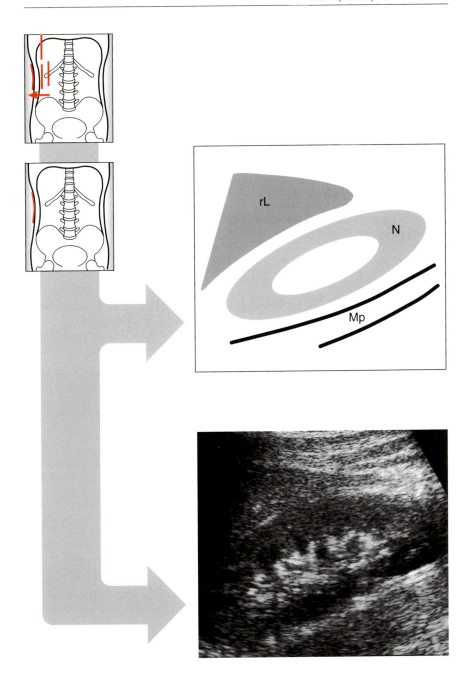

Nierenhilus (rechts) (I)

Schnittführung

Ventral rechts lateral unterhalb des Rippenbogens.

Organtopographie

Nierenhilus: V. renalis dextra hinter der Pars descendens duodeni.

Abkürzungen (Abb. 17a)

C	V. cava inferior
D	Duodenum
N	rechte Niere
rL	rechter Leberlappen
P	Pankreaskopf
Vrd	V. renalis dextra
WS	Wirbelsäule

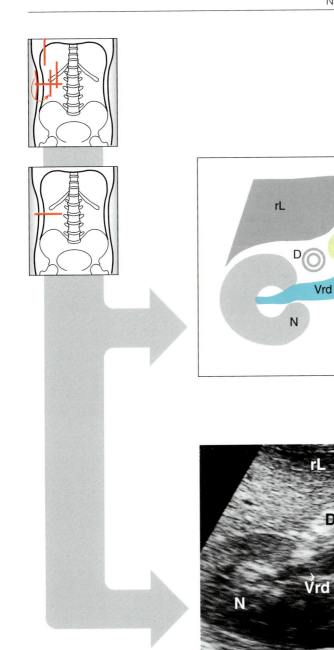

Nierenhilus (rechts) (II)

Schnittführung

Ventral rechts lateral unterhalb des Rippenbogens.

Organtopographie

Nierenhilus, Nierenarterie retrokaval.

Abkürzungen (Abb. 17b)

A	Aorta abdominalis
Ard	A. renalis dextra ($\rightarrow$)
C	V. cava inferior
D	Duodenum
Di	Zwerchfell
G	Gallenblase
N	rechte Niere
P	Pankreas
Vms	V. mesenterica superior
WS	Wirbelsäule

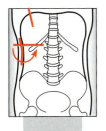

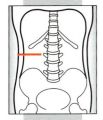

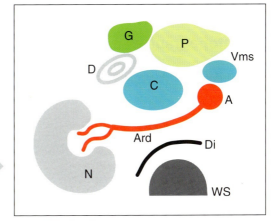

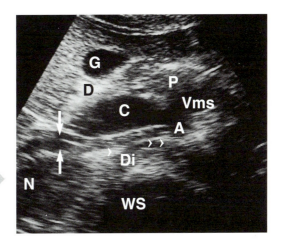

Rechte Nierenarterie retrokaval (III)

Schnittführung

Ventral rechts lateral unterhalb des Rippenbogens (Medialverlängerung von II).

Organtopographie

Nierenhilus quer: A. renalis retrokaval.

Merke
Nebenniere liegt kranial zwischen Nierenhilus und Leberpforte (sonogr.) retrokaval.

Abkürzungen (Abb. 17c)

A	Aorta abdominalis
Ams	A. mesenterica superior
Ard	A. renalis dextra
C	V. cava inferior
Di	Zwerchfell
G	Gallenblase
Vl	V. lienalis
Vrs	V. renalis sinistra
WS	Wirbelsäule

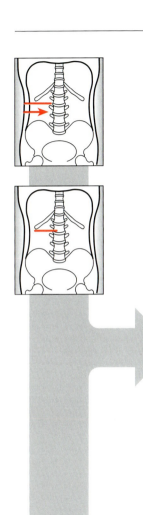

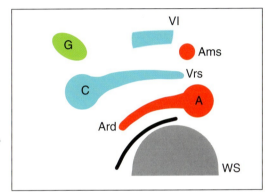

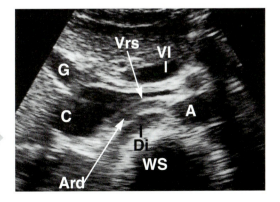

»Sonographische« Leberpforte (I)

Schnittführung

Rippenbogenrand quer mit ca. 25° nach kaudal gekipptem Schallkopf.

Organtopographie (von ventral nach dorsal)

Ductus hepaticus dexter, dann A. hepatica (Ramus dexter), dann R. dexter V. portae, dann V. cava quer.

Abkürzungen (Abb. 18a)

D   V. cava inferior
Dhd   Ductus hepaticus dexter
RdAh   Ramus dexter Arteriae hepaticae
RdVp   Ramus dexter Venae portae

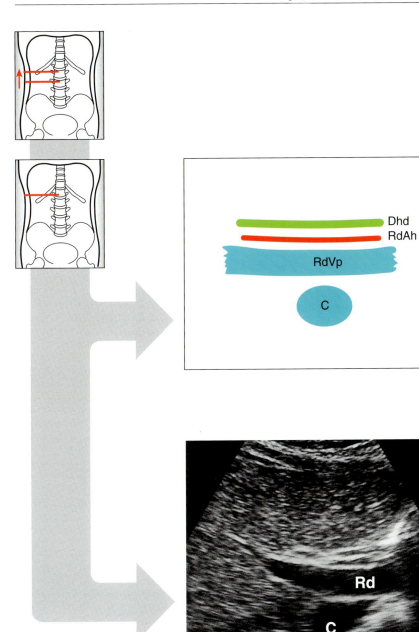

»Sonographische« Leberpforte (II)

Schnittführung

(Querschnitt); Verlängerung von Schnitt I nach links-medial.

Organtopographie

Kreuzungsstelle A. hepatica (Ramus dexter) und Ductus choledochus.

Abkürzungen (Abb. 18b)

A	Aorta abdominalis
Ahc	A. hepatica communis
Ams	A. mesenterica superior
Dhd	Ductus hepaticus dexter
RdAh	Ramus dexter Arteriae hepaticae
RdVp	Ramus dexter Venae portae
rL	rechter Leberlappen
WS	Wirbelsäule

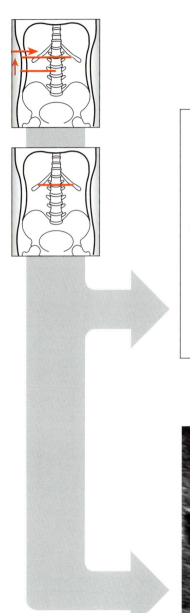

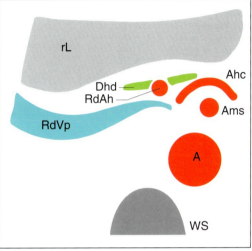

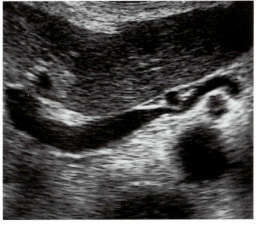

Pankreaskorpus quer

Schnittführung

Querschnitt median aus der sonographischen Leberpforte heraus nach links. Applikator ca. 25° nach kaudal gekippt.

Organtopographie

Pankreaskorpus quer vor der Vena lienalis, Anschnitt Korpus-Schwanz-Übergang.

Abkürzungen (Abb. 19a)

A	Aorta abdominalis
Ams	A. mesenterica superior
C	V. cava inferior
lL	linker Leberlappen
Lf	Ligamentum falciforme
P	Pankreaskorpus
Vl	V. lienalis

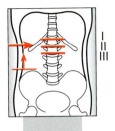

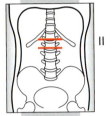

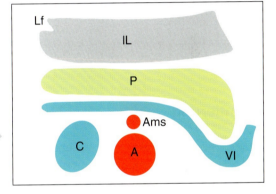

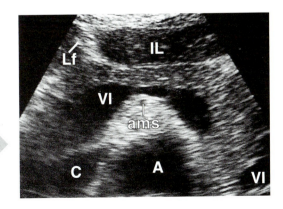

Pankreaskorpus/-schwanz quer

Schnittführung

Verlängerung des Querschnittes durch das Pankreaskoprus nach links lateral bei gleicher Kippung des Applikators um ca. 25°.

Organtopographie

Übergang Pankreaskorpus zum Schwanz (paravertebral) hinter dem linken Leberlappen.

Orientierung

Grenze zwischen Pankreaskorpus und -schwanz etwa in Höhe des Abganges der A. mesenterica superior.

Merke
Der Pankreasschwanz ist beim Erwachsenen i.d.R. von ventral nur partiell abzugrenzen, da der Milzhilus von ventral meist nicht einsehbar ist (Ausnahme: extrem graziler Körperbau, Kachexie, Pat. im Kindesalter).

Abkürzungen (Abb. 19b)

A	Aorta abdominalis
lL	linker Leberlappen
M	Magen
PS	Pankreasschwanz
Vl	V. lienalis
WS	Wirbelsäule

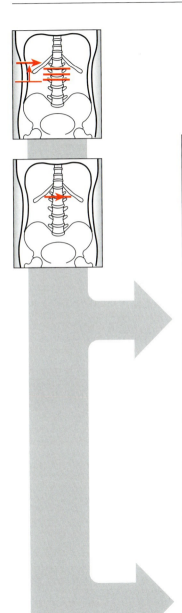

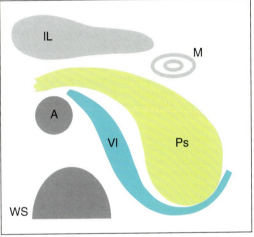

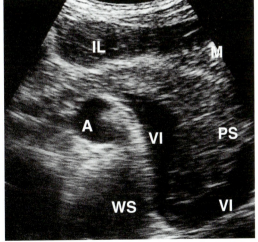

Oberrand Pankreaskorpus quer

Schnittführung

Angulation des Applikators aus der Mediane (quer) nach kaudal (= Verkleinerung des Winkels zwischen Applikator und Körperlängsachse) auf ca. 20°.

Organtopographie

Darstellung des Truncus coeliacus unterhalb des linken Leberlappens.

Abkürzungen (Abb. 19c)

A	Aorta abdominalis
Al	A. lienalis
Ahc	A. hepatica communis
C	V. cava inferior
Lbq	Lobus quadratus
Lf	Ligamentum falciforme
lL	linker Leberlappen
P	Pankreas
Trc	Truncus coeliacus
Vp	V. portae

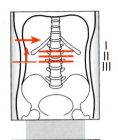

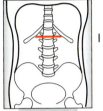

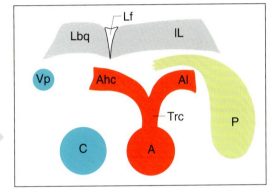

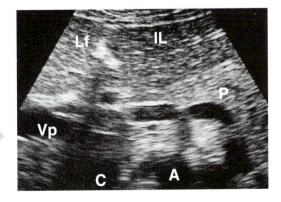

Unterrand der Pankreaskorpusloge (Nierengefäße) – quer

Schnittführung

Angulation des Applikators aus der Mediane (quer) nach kranial (= Vergrößerung des Winkels zwischen Applikator und Körperlängsachse) auf ca. 30°.

Organtopographie

Darstellung der aus Cava und Aorta abgehenden Nierengefäße unterhalb des Pankreas.

> **Merke**
> Das Pankreaskorpus ist ca. 2–3 cm breit, so daß die Strukturen dieser Region nur durch Angulation herauszuarbeiten sind!

Abkürzungen (Abb. 19d)

A	Aorta abdominalis
Ams	A. mesenterica superior
Ard	A. renalis dextra
Ars	A. renalis sinistra
C	V. cava inferior
P	Pankreas
Vl	V. lienalis
Vrs	V. renalis sinistra

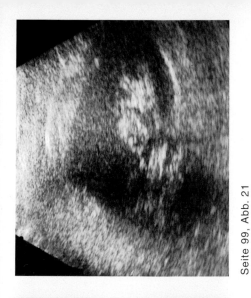

Seite 99, Abb. 21

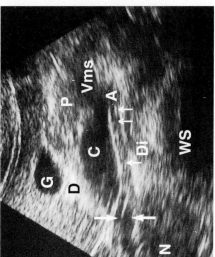

Seite 188, Abb. 61

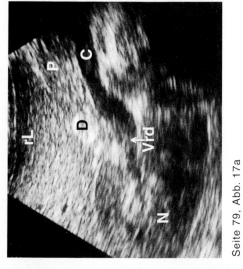

Seite 79, Abb. 17a

Seite 81, Abb. 17b

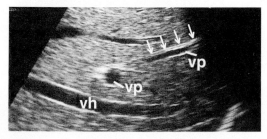

Seite 67, Abb. 14a

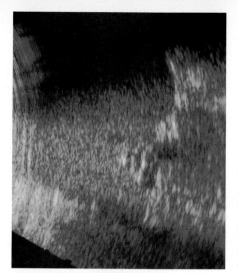

Seite 101, Abb. 22

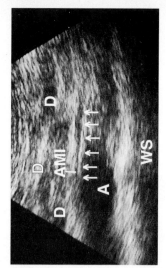

Seite 113, Abb. 25c

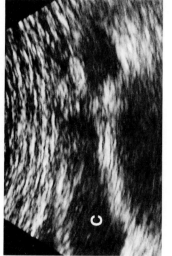

Seite 133, Abb. 29a

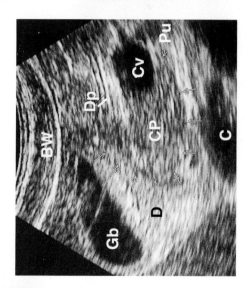

Seite 97, Abb. 20

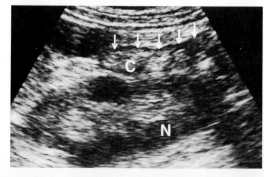

Seite 195, Abb. 67h

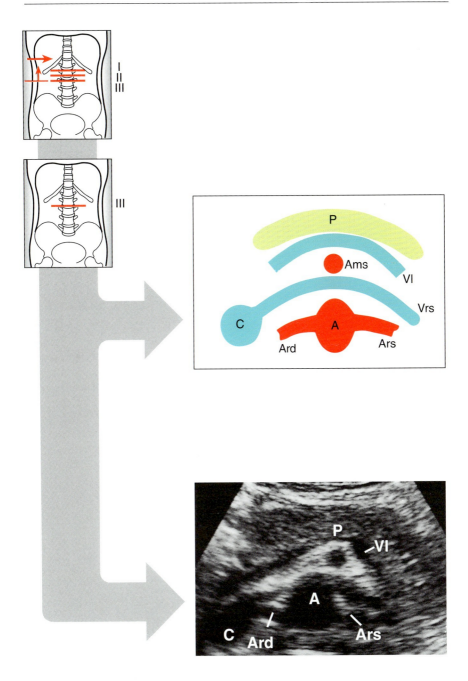

Pankreaskopf halbschräg (»Pankreaskopf-Dreieck«)

Orientierung

Gallenblase – Confluens venosus – V. cava inferior.

Abkürzungen (Abb. 20)

C	V. cava inferior
Cp	Caput pancreatis
Cv	Confluens venosus
D	Duodenum
Dp	Ductus pancreaticus
Gb	Gallenblase
Pu	Processus uncinatus
Bw	Bauchwand

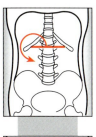

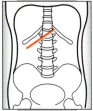

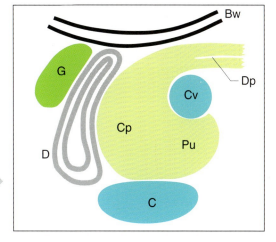

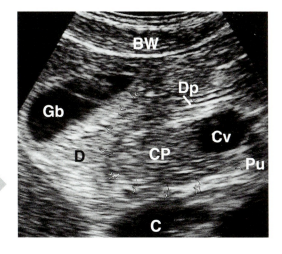

Niere (links) von lateral (Organlängsachse)

Schnittführung

Linke Flanke längs bzw. halbschräg.

Abkürzungen (Abb. 21)

N   linke Niere
M   Milz

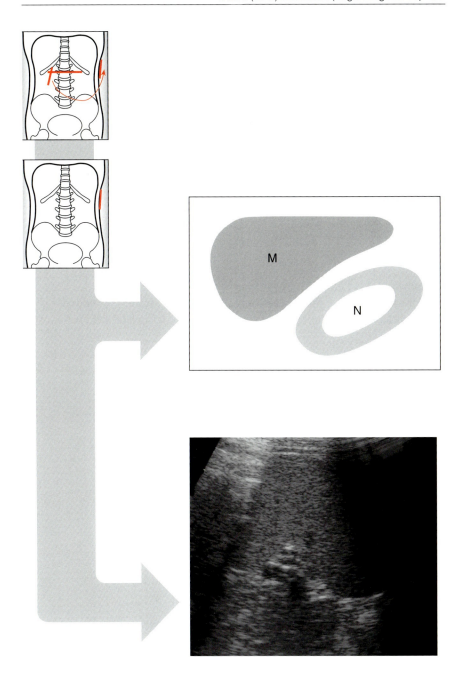

Milzhilus, Pankreasschwanz

Schnittführung

Subkostal, interkostal links lateral.

Organtopographie

Milz, Beziehung Pankreas – Milz.

Merke
Unterhalb des Pankreasschwanzes liegt die linke Nebenniere!
Sie liegt zwischen Pankreasschwanz und oberem Nierenpol medial!
Normales Organ beim Erwachsenen praktisch nicht abzugrenzen!

Abkürzungen (Abb. 22)

M	Milz
P	Pankreasschwanz
Vl	V. lienalis

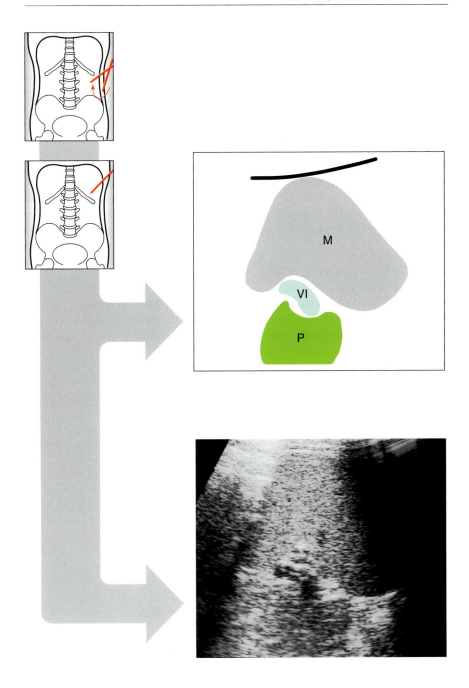

Niere (links) quer (Organquerachse)

Schnittführung

Quer von links dorsal lateral.

Organtopographie

Laterale und mediale Organkontur.
(*Oben* im Bild: lateral; *unten*: medial; *links*: ventral; *rechts*: dorsal.)

Merke
Wichtiger Schnitt (2. Organebene), sollte unbedingt durchgeführt werden!
Nebenniere kranial-medial des oberen Nierenpols unter dem Pankreasschwanz gelegen!

Abkürzungen (Abb. 23a)

N linke Niere
Mp M. iliopsoas

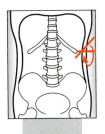

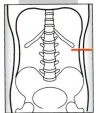

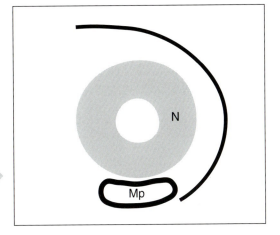

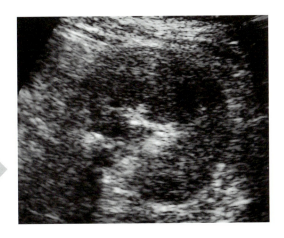

Nierenhilus (links) quer

Schnittführung

Ventral quer distal der Pankreasloge, Applikator leicht kaudal anguliert.

Abkürzungen (Abb. 23b)

A	Aorta abdominalis
Ams	A. mesenterica superior
Ard	A. renalis dextra
Ars	A. renalis sinistra
C	V. cava inferior
lL	linker Leberlappen
M	Magen
Vms	V. mesenterica superior
Vrs	V. renalis sinistra

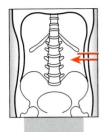

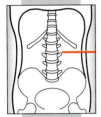

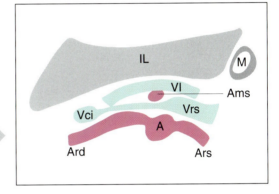

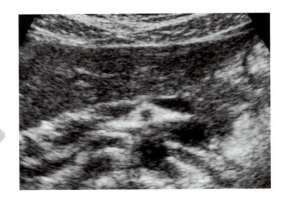

Milz quer

Schnittführung

Querschnitt von links-lateral subkostal bzw. interkostal.

Organtopographie

Milzhilus, Pankreasschwanz, evtl. li Nebenniere (patholog.).

Orientierung

Pankreasschwanz medial im Milzhilus gelegen.

Abkürzungen (Abb. 24)

Al	A. lienalis
M	Milz
Mp	M. iliopsoas
P	Pankreasschwanz
Vl	V. lienalis

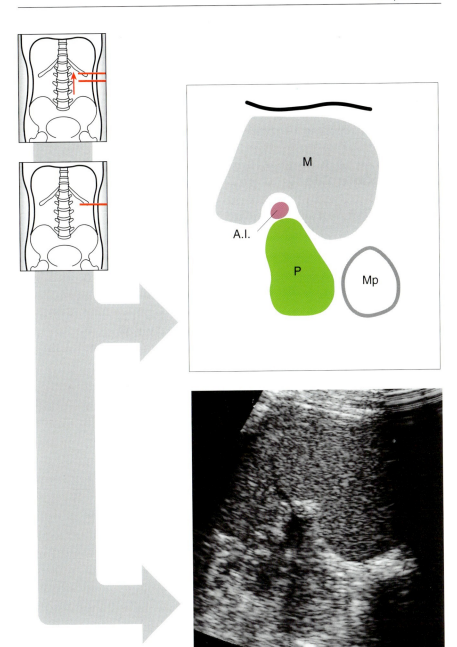

V. cava inferior längs

Schnittführung

Abdomen infradiaphragmal rechts paramedian längs.

Organtopographie

V. cava, Leberpforte, Pankreaskopfareal.

Abkürzungen (Abb. 25a)

Ah	A. hepatica dextra
Ard	A. renalis dextra
C	V. cava inferior
Dc	Ductus choledochus
P	Pankreas
Vh	V. hepatica
Vp	V. portae

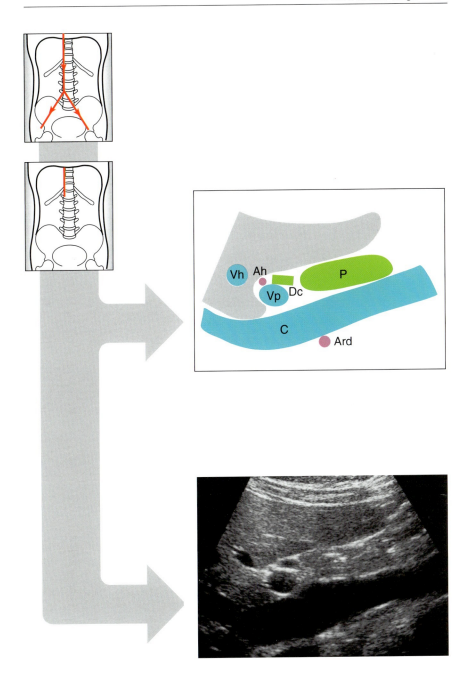

Aorta abdominalis längs (I)

Schnittführung

Abdomen (infradiaphragmal) links paramedian.

Abkürzungen (Abb. 25b)

A	Aorta abdominalis
lL	linker Leberlappen

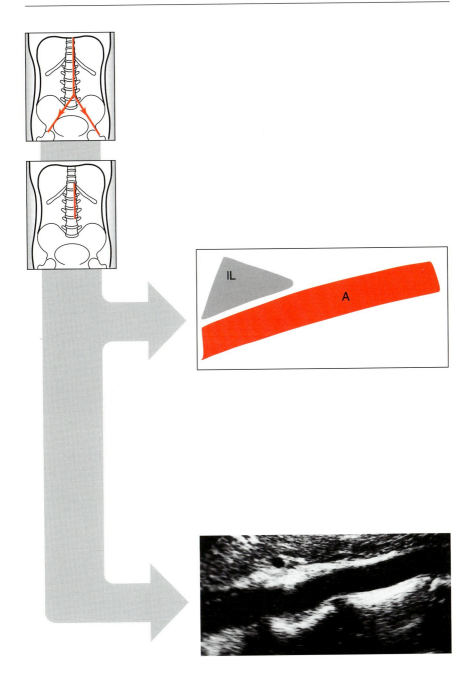

Aorta abdominalis längs (II)

Schnittführung

Abdomen links paramedian (kaudal zu Schnitt I).

Organtopographie

Abgang A. mesenterica superior.

Merke

A. mesenterica superior häufig nicht abzugrenzen, da sehr flachwinkliger Abgang und rechts-paraaortaler Verlauf.

Abkürzungen (Abb. 25c)

A	Aorta abdominalis
Ami	A. mesenterica inferior (→)
D	Dünndarm
WS	Wirbelsäule

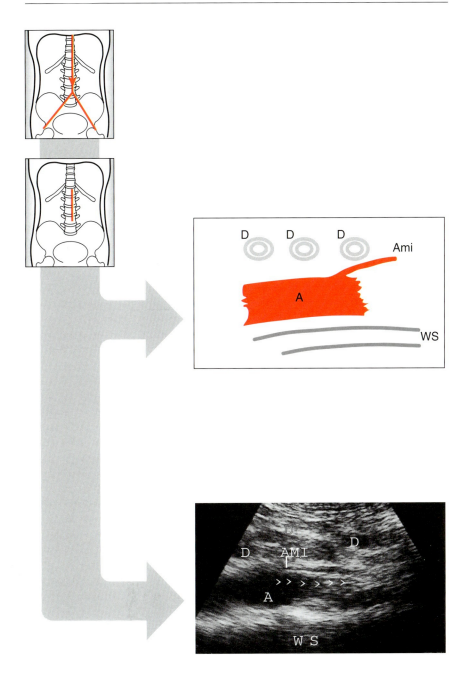

Aorta abdominalis längs (III)

Schnittführung

Abdomen Mitte links paramedian (Verlängerung kaudal zu Schnitt III).

Organtopographie

Bifurkation (Aorta konisch verjüngt).

Abkürzungen (Abb. 25d)

A   Aorta abdominalis
Ab   Aortenbifurkation
lL   linker Leberlappen

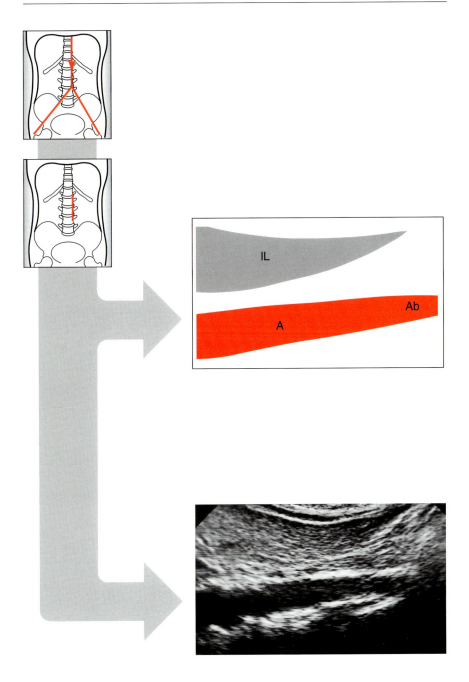

Beckenwandgefäße (I)

Schnittführung

Beckenwand halbschräg.

Organtopographie

Abgang der A. iliaca interna, Gefäße längs.

Merke
Die A. iliaca interna ist häufig nicht abzugrenzen, gut abgrenzbar bei arteriosklerotischer Erweiterung.

Abkürzungen (Abb. 26a)

Aic	A. iliaca communis
Aie	A. iliaca externa
Aii	A. iliaca interna

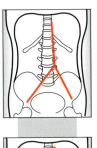

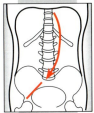

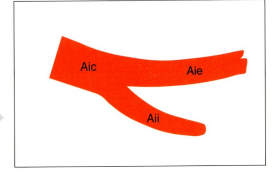

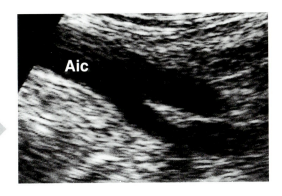

Beckenwandgefäße längs (II)

Schnittführung

Beckenwand halbschräg.

Merke
Die Arterie liegt ventral der Vene!

Abkürzungen (Abb. 26b)

Aie   A. iliaca externa
D   Dünndarm
Vie   V. iliaca externa

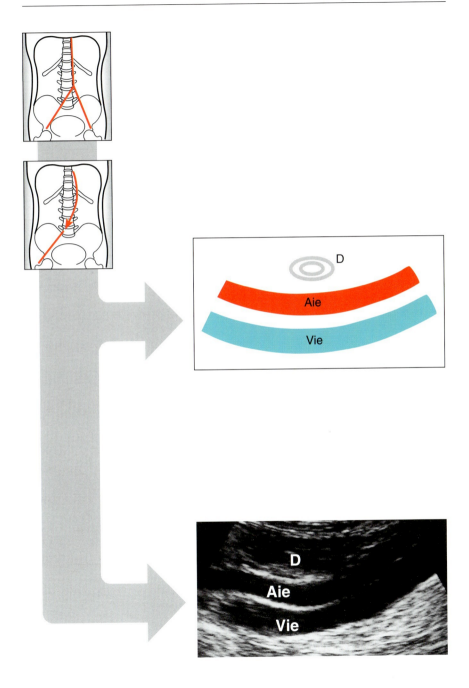

Weibliches inneres Genitale, längs

Schnittführung

Beckenwand median längs.

Organtopographie

Corpus uteri, Portio, Vagina hinter der Blase.

Merke

Lage des Uterus abhängig vom Füllungszustand der Blase! Bei leerer Blase Uterus anteflexiert, sofern nicht fixiert.

Abkürzungen (Abb. 27a)

B	Harnblase
P	Portio
U	Uterus
V	Vagina

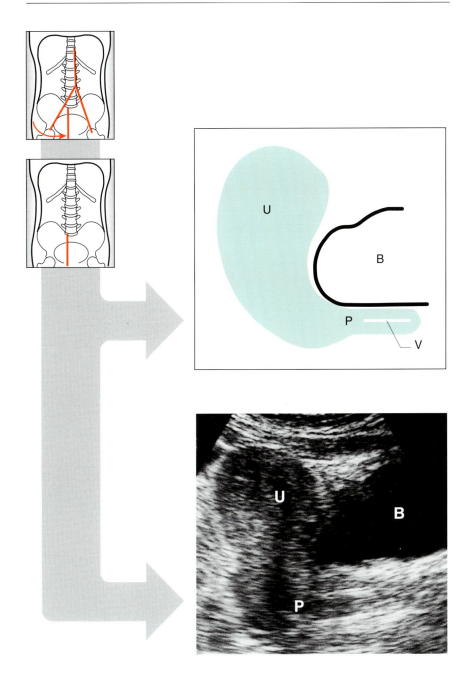

Männliches inneres Genitale, längs

Schnittführung

Becken median längs.

Organtopographie

Prostata längs, Blase längs.

Abkürzungen (Abb. 27b)

B   Harnblase
Pr   Prostata
→   Kalk

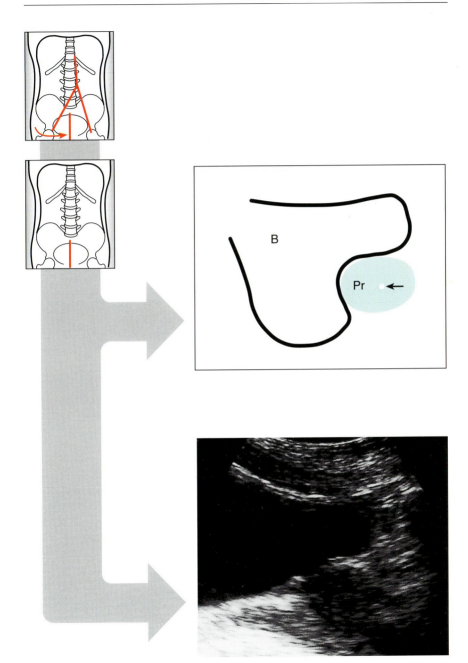

B

Pr ←

Weibliches inneres Genitale, quer (I)

Schnittführung

Suprasymphysär quer.

Organtopographie

Portio uteri hinter der Harnblase.

Abkürzungen (Abb. 28a)

B   Harnblase
Po   Portio

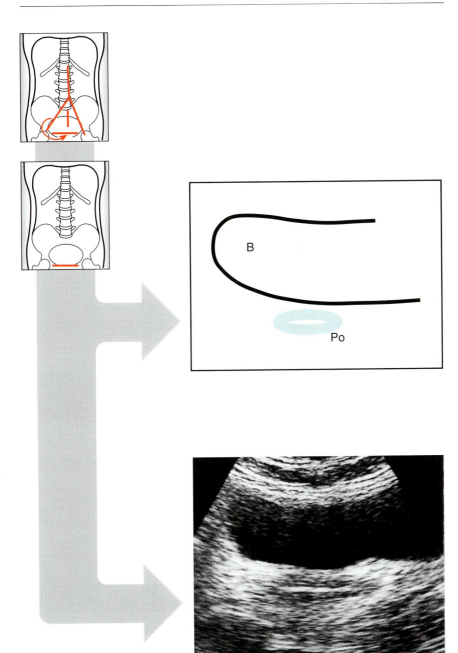

Weibliches inneres Genitale, quer (II)

Schnittführung

Suprasymphysär quer (kranial zu Schnitt I).

Organtopographie

Corpus uteri mit Adnexen hinter der Blase.

Abkürzungen (Abb. 28b)

Ad   Adnexe
B   Harnblase
U   Corpus uteri

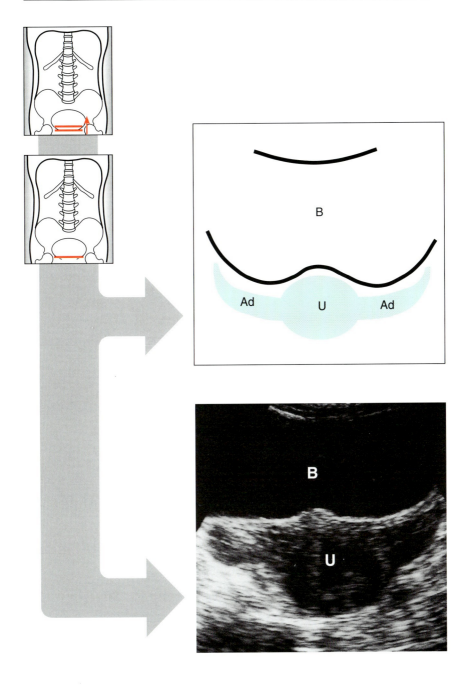

B

Ad   U   Ad

Männliches inneres Genitale, quer (I)

Schnittführung

Suprasymphysär quer.

Organtopographie

Prostata zwischen Blasenboden (ventral) und Rektum (dorsal).

Abkürzungen (Abb. 28c)

A   Adenom
B   Harnblase
Pr   Prostata
R   Rektum

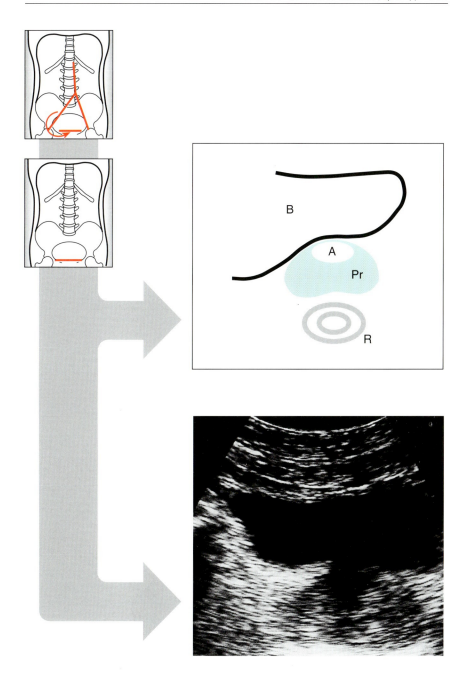

Männliches inneres Genitale quer (II)

Schnittführung

Suprasymphysär quer (kranial zu Schnitt I).

Organtopographie

Samenbläschen dorso-kranial des Blasenbodens.
Bild der »Kellnerfliege«.

Merke
Samenbläschen liegen kranial der Prostata!

Abkürzungen (Abb. 28d)

B   Harnblase
Sb   Samenbläschen

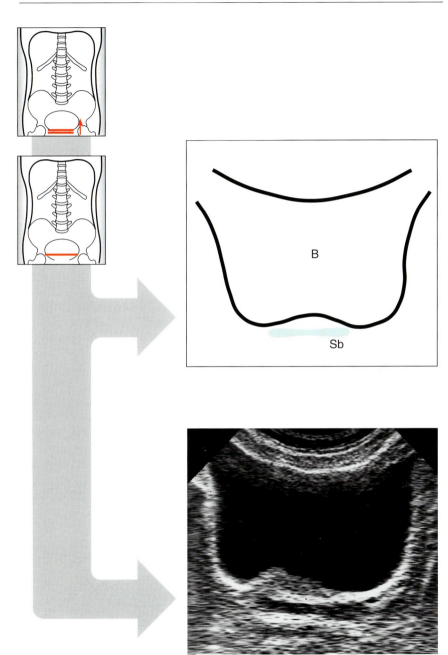

B

Sb

Große Abdominalgefäße quer (I)

Schnittführung

Quer in Höhe LWK IV.

Organtopographie

Aortenbifurkation vor der Wirbelsäule.

Orientierung

V. cava liegt rechts der Aorta!

Abkürzungen (Abb. 29a)

Aicd   A. iliaca communis dextra
Aics   A. iliaca communis sinistra
C   V. cava inferior
WS   Wirbelsäule

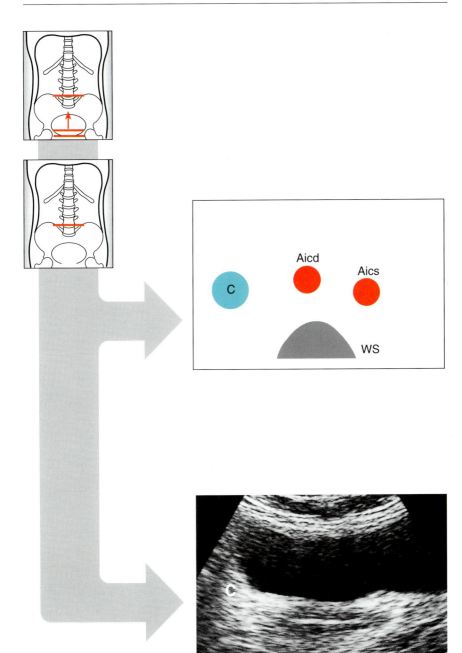

Aicd

Aics

C

WS

Große Abdominalgefäße quer (II)

Schnittführung

Quer in Höhe LWK III (oberhalb Schnitt I).

Organtopographie

V. cava inferior, Aorta vor der Wirbelsäule.

Orientierung

V. cava rechts der Aorta.

Abkürzungen (Abb. 29b)

A   Aorta abdominalis
C   V. cava inferior
WS   Wirbelsäule

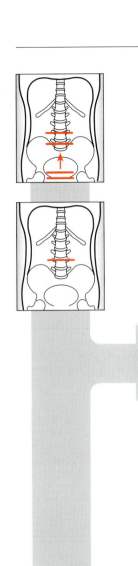

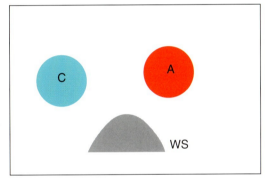

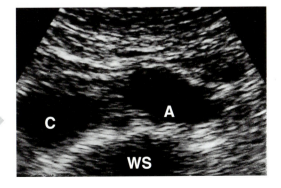

Beckenwandgefäße quer

Schnittführung

Beckenwand quer.

Merke
Die Arterie liegt ventral der Vene! Die Vene liegt dorsomedial.

Abkürzungen (Abb. 30)

Aic   A. iliaca communis
Vic   V. iliaca communis

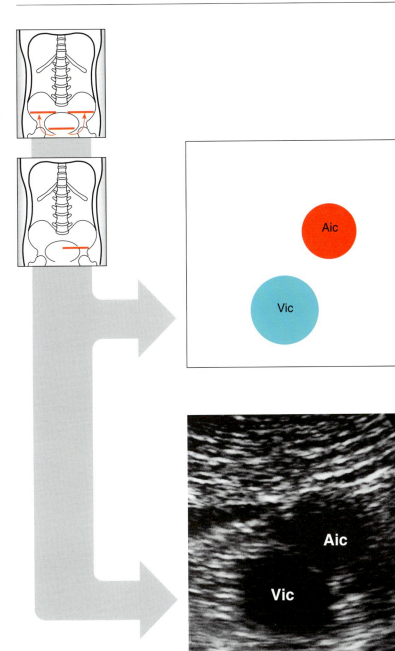

IV

Organ- und Gefäßanatomie

Schematischer Aufbau des portalvenösen Systems und seine Beziehung zu den Lebervenen

Abb. 31a

Das Blut der »unpaaren Bauchorgane« wird aus den Vv. mesenterica superior, lienalis und mesenterica inferior (drainiert in die V. lienalis!) über den Confluens venosus (Cv) in der V. portae (Vp) geführt. In der Leberpforte teilt sich die V. portae in einen Ramus dexter (Rd) zum rechten Leberlappen (rL) mit vier Unterästen zu dessen 4 Segmenten sowie einen Ramus sinister (Rs). Dieser gibt jeweils einen Ast ab an den Lobus quadratus (Lbq), Lobus caudatus (Lbc) sowie den linken Leberlappen (lL).

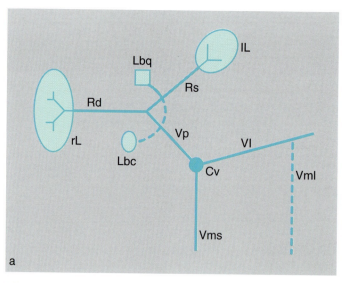

Abb. 31a

Abb. 31b

Verlaufsformen der V. portae (mit Winkelbildung zur Körperquerachse).

I   45° häufigste Form (ca. 70 %)

II   90°

III   0°

Aus den verschiedenen Verlaufsformen resultieren beim Längsanschnitt der Leberpforte folgende Anschnittformen:

I   längsoval

II   längs

III   quer

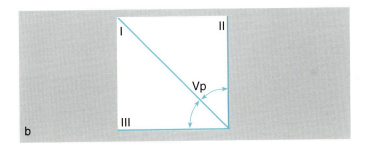

Abb. 31b

Abkürzungen (Abb. 31a + b)

Cv   Confluens venosus
Vp   V. portae
Rd   Ramus dexter
rL   rechter Leberlappen
Rs   Ramus sinister
Lbq   Lobus quadratus
Lbc   Lobus caudatus
lL   linker Leberlappen

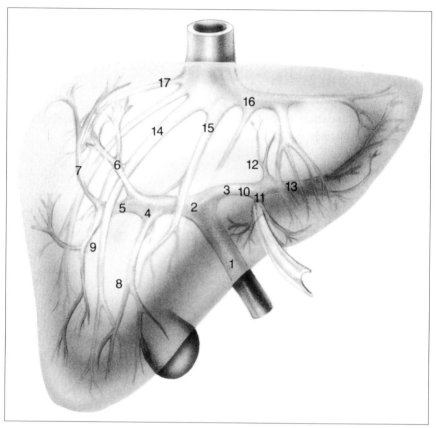

Abb. 32 Schematische Darstellung der systematischen Lebervenen und des Portalvenensystems
1 = Portalvenenhauptstamm, 2 = rechter Portalvenenhauptast, 3 = linker Portalvenenhauptast, 4, 5 = vorderer und hinterer Segmentast des rechten Portalvenenhauptastes, Subsegmentäste des vorderen und hinteren Segmentastes: 6 = anterokranial, 7 = posterokranial, 8 = anterokaudal, 9 = posterokaudal. Der linke Portalvenenhauptast (3) verzweigt sich in einen queren (10), umbilikalen (11), medialen (12), lateralen (13) Segmentast. 14 = rechte, 15 = mittlere, 16 = V. hepatica, 17 = obere akzessorische Lebervene.

Merke
Je ein Portalvenenast versorgt aus den beiden Hauptästen ein Leberseg- ment. Die Lebervenen verlaufen intersegmentär und bestimmen die Segmentgrenzen *(Abb. 32, 33)*. Beide Gefäßsysteme stehen senkrecht zueinander *(Abb. 34)*.

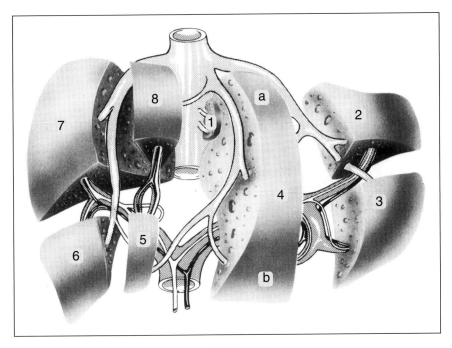

Abb. 33 Darstellung der Lebersegmente (1–8).
Rechter Leberlappen: Segmente Nr. 5–8.
Linker Leberlappen: Segmente Nr. 2–3.
Lobus quadratus: Segment Nr. 4 a, b.
Lobus caudatus: Segment Nr. 1.

Merke

Die Leber besteht aus 4 Lappen mit insgesamt 9 Segmenten, die von
1 – 8 gekennzeichnte werden.

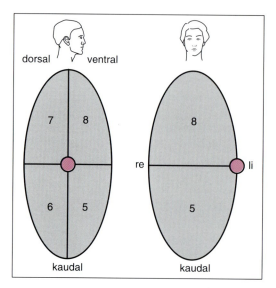

Abb. 34   Segmente des rechten Leberlappens (Schema)
● R. dexter v. portae

Leber-Lappen-Anatomie

Lappenanatomie

Grenzstrukturen:
1. Linie Cava-Gallenblasenbett: rechter Leberlappen *(Abb. 35a)*
2. Lig. falciforme, Grenze linker Leberlappen – Lobus quadratus bzw. caudatus *(Abb. 35b)*.

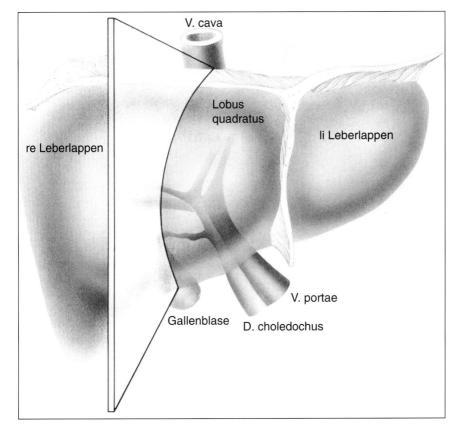

Abb. 35a

3. Lig. venosum: Lobus caudatus (verödeter Ductus venosus Arantii) *(Abb. 35b)*.
4. Lig. falciforme, V. portae, Gallenblasenbett: Lobus quadratus *(Abb. 35b)*.

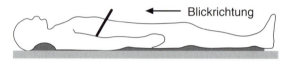

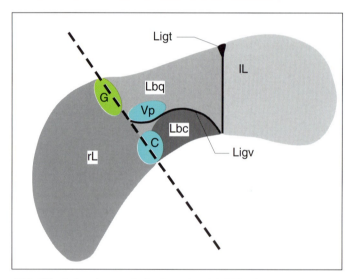

Abb. 35b Lebersitus von halbschräg kaudal. Schnittführung, Blickrichtung von hinten (Pfeil).

Abkürzungen

		Ligf	Ligamentum falciforme
Ah	A. hepatica	Ligt	Ligamentum teres
C	V. cava inferior	Ligv	Ligamentum venosum
Di	Zwerchfell	rL	rechter Leberlappen
G	Gallenblase	lL	linker Leberlappen
Lbc	Lobus caudatus	Vhm	Vena hepatica medialis
Lbq	Lobus quadratus	Vp	V. portae
Ligco	Ligamentum coronarium	Vvh	Venae hepaticae

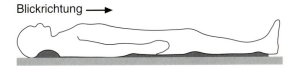

Blickrichtung ⟶

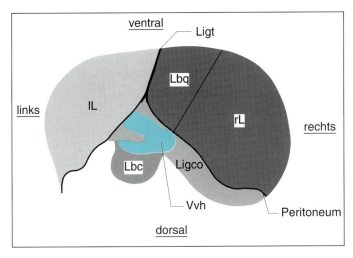

Abb. 35c Lebersitus von kranial.

Abkürzungen

Ah	A. hepatica	Ligf	Ligamentum falciforme
C	V. cava inferior	Ligt	Ligamentum teres
Di	Zwerchfell	Ligv	Ligamentum venosum
G	Gallenblase	rL	rechter Leberlappen
Lbc	Lobus caudatus	lL	linker Leberlappen
Lbq	Lobus quadratus	Vhm	Vena hepatica medialis
Ligcd	Ligamentum coronarium dextrum	Vp	V. portae
Ligco	Ligamentum coronarium	Vvh	Venae hepaticae

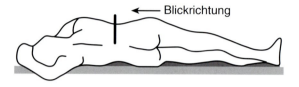

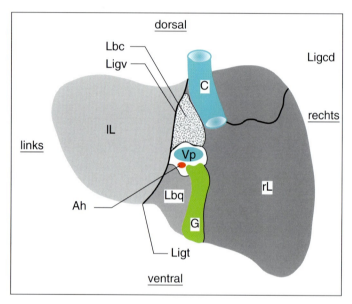

Abb. 35d   Lebersitus von kaudal.

Merke

Lobus caudatus und Lobus quadratus liegen hintereinander!

Blickrichtung von re lateral

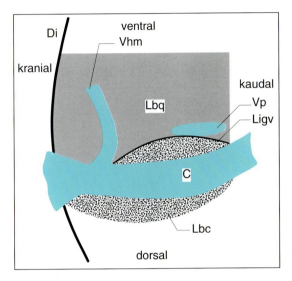

Abb. 35e Beziehung Lobus quadratus und caudatus.

Schematischer Aufbau der Gallenwege

Messungen der »sonographischen« Leberpforte erfassen den Ductus hepaticus dexter (Dhd).
Messungen in der »anatomischen« Leberpforte erfassen den Ductus choledochus (Dc).
Der D. cysticus ist in der Regel nicht darzustellen!

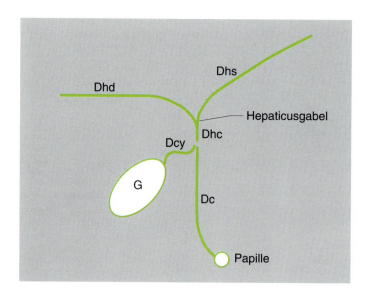

Abkürzungen (Abb. 36)

Dc   Ductus choledochus
Dhc   Ductus hepaticus communis
Dhs   Ductus hepaticus sinister
Dcy   Ductus cysticus
G   Gallenblase

»Sonographische« Leberpforte und Bezug zur Pankreasloge

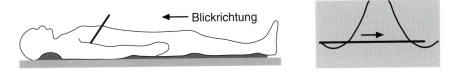

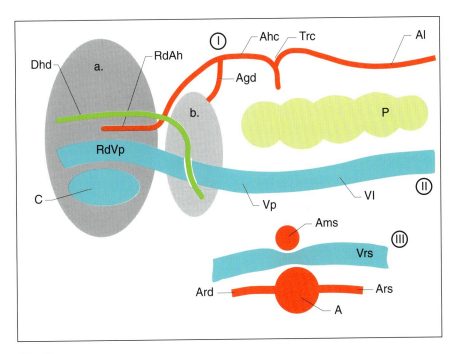

Abb. 37

Abkürzungen (Abb. 37)

a. »sonographische Leberpforte« (Querschnitt zur Körperachse)
b. »anatomische Leberpforte« (Längsschnitt zur Körperachse)

I   Oberrand der Pankreasloge (Truncus coeliacus)
II Pankreaskorpusloge (V. lienalis)
III Unterrand Pankreaskorpusloge (Nierenhili)

A   Aorta abdominalis
Agd   A. gastroduodenalis
Ahc   A. hepatica communis
Al   A. lienalis
Ams   A. mesenterica superior
Ard   A. renalis dextra
Ars   A. renalis sinistra
C   V. cava inferior
Dhd   Ductus hepaticus dexter
P   Pankreaskorpus
RdAh Ramus dexter A. hepaticae
RdVp Ramus dexter V. portae
Trc   Truncus coeliacus
Vl   V. lienalis
Vp   Vena portae
Vrs   V. renalis sinistra

»Anatomische« Leberpforte

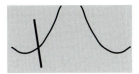

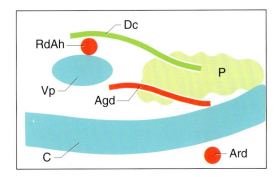

Abb. 37b »Anatomische« Leberpforte.

Beachte: In der Längsausdehnung umfaßt das Pankreaskopfareal Teile von Korpus, Kollum, Kopf und Processus uncinatus!

Abkürzungen

Agd   A. gastroduodenalis
Ard   A. renalis dextra
C   V. cava inferior
Dc   Ductus choledochus
P   Pankreaskopfareal
RdAh Ramus dexter A. hepaticae
Vp   V. portae

Pankreastopographie

Bezugsstrukturen der einzelnen Organabschnitte:

Kopf   – V. cava inferior
sog. Kollum   – V. portae
Korpus   – Aorta und Wirbelsäule
Processus uncinatus – V. mesenterica superior (Längsschnitt)
Schwanz   – paravertebraler Raum und Milzhilus

Grenze: Korpus/Schwanz:
        Höhe des Abgangs der A. mesenterica superior.

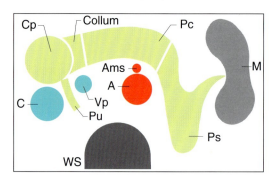

Abb. 38 Pankreastopographie (Querschnitt).

Abkürzungen

A   Aorta abdominalis
Ams   A. mesenterica superior
C   V. cava inferior
Collum »Pankreashals«
Cp   Pankreaskopf
M   Milz
Pc   Pankreaskorpus
Ps   Pankreasschwanz
Pu   Processus uncinatus
Vp   Vena portae
WS   Wirbelsäule

»Pankreaskopf-Dreieck«

Schnittführung:

Entwicklung des Kopfes aus der Körperlängsachse heraus nach rechts kaudal lateral.

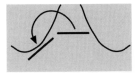

Begrenzung des Dreiecks:
1. Gallenblase
2. V. cava inferior
3. Confluens venosus

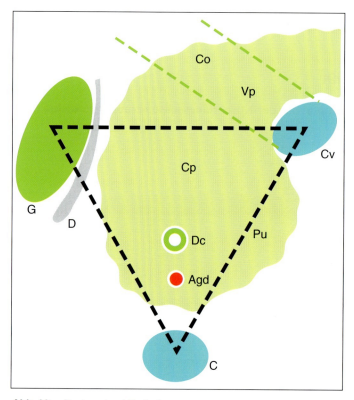

Abb. 39   »Pankreaskopf-Dreieck«.

Merke

Boden der Pankreasloge = V. cava inferior, Eckpunkte des Dreiecks:
Gallenblase (G), Confluens venosus (Cv) und V. cava inf. (C).

Abkürzungen

Agd	A. gastroduodenalis	D	Duodenum
C	V. cava inferior	Dc	Ductus choledochus
Co	Collum pancreatis	G	Gallenblase
Cv	Confluens venosus	Pu	Processus uncinatus
Cp	Pankreaskopf	Vp	Vena portae

Nierenanatomie

Zentraler Echokomplex = Summation von Pyelon, Fett und Gefäßen.
Markkegel = Region der Sammelröhrchen, daher dunkel.

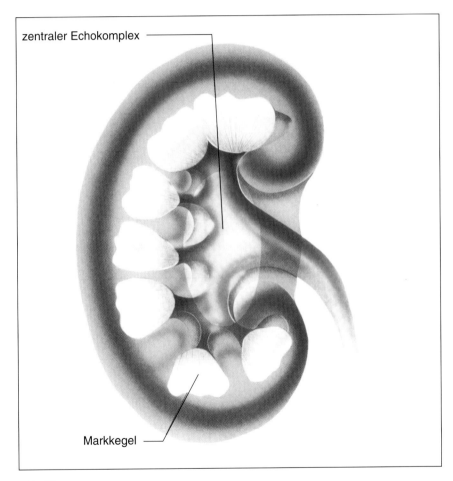

zentraler Echokomplex

Markkegel

Abb. 40

Nebennierentopographie

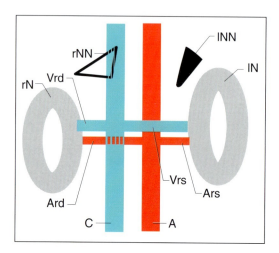

Abb. 41a Frontalschnitt Nebennierensitus.

Merke

Normale Nebennieren beim Erwachsenen sind meist nicht darstellbar. Beim Kind meist gut abzubilden, hier Differenzierung zwischen Rinde und Mark möglich.

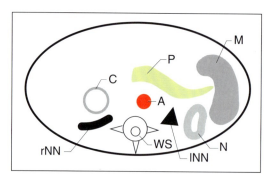

Abb. 41b Querschnitt Nebennierensitus.

Merke

Rechte Nebenniere retrokaval, kranial der Niere, linke Nebenniere mehr medial des linken oberen Nierenpols!

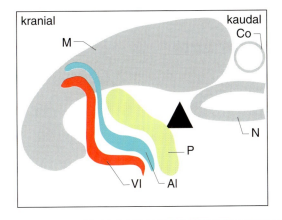

kranial   kaudal
                                             Co
        M
                                                    N
                                          P
              Vl   Al

Abb. 41c Milzhilus, Situs linker Nebenniere.

Abb. 41 Sonoanatomie der Niere (41a–c).

Merke

Die linke Nebenniere liegt zwischen Pankreasschwanz und oberem Pol der linken Niere!

Abkürzungen

A	Aorta
Al	A. lienalis
Ard	A. renalis dextra
Ars	A. renalis sinistra
C	V. cava inferior
Co	li. Colonflexur
M	Milz
N	Niere
rN	rechte Niere
lN	linke Niere
lNN	linke Nebenniere
rNN	rechte Nebenniere
P	Pankreasschwanz
Vl	V. lienalis
Vrs	V. renalis sinistra
WS	Wirbelsäule

Peritonealraum:
Peritoneale Kompartimente

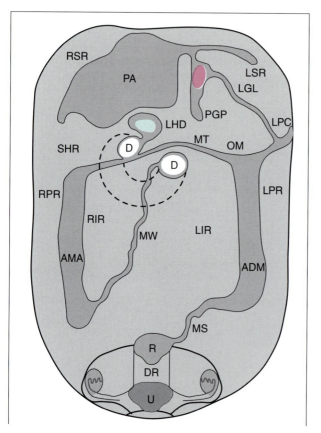

Abb. 42 Topographie der hinteren Bauchwand. *Supramesokolisches Kompartment:* RSR = Rechter supramesokolischer Raum; LSR = Linker supramesokolischer Raum; SHR = Subhepatischer Raum; OM = Omentum minus; MT = Mesocolon transversum; LHD = Lig. hepatoduodenale mit Pfortader; PA = Pars affixa der Leber; D = Duodenum; PGP = Plica gastropancreatica; LGS = Lig. gastrolienale; LPC = Lig. phrenicocolicum; MW = Mesenterialwurzel

Inframesokolisches Kompartment: RIR = Rechter infrakolischer Raum; LIR = Linker infrakolischer Raum; RPR = Rechte parakolische Rinne; LPR = Linke parakolische Rinne; AMA = Anhaftung des Aszendensmesokolons; MS = Mesocolon sigmoideum; ADM = Anhaftung des Deszendensmesokolons; DR = Douglas-Raum; U = Uterus und Adnexe; R = Rektum (modifiziert n. Meyers)

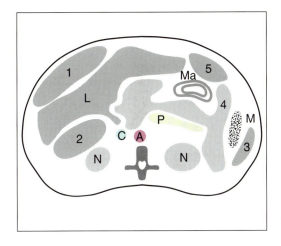

Abb. 43 Oberbauchkompartimente im Querschnitt (nach Meyers)

1 – subphrenisch prähepatisch (re. Leberlappen)
2 – hepatorenaler Rezessus
3 – splenorenaler Rezessus
4 – Bursa omentalis
5 – Subphrenisch parahepatisch (li. Leberlappen)

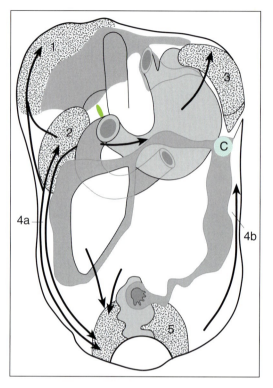

Abb. 44 Schema intraperitonealer Flüssigkeitsausbreitungen (n. Meyers)

1 – Re-perihepatischer Raum
2 – hepatorenaler Rezessus (Morison)
3 – splenorenaler Rezessus
4a, b – parakolische Rinnen
5 – Douglas'scher Raum

Merke

Durch die sogen. phrenikokostale Pumpe wird durch negative Druckerzeugung die Flüssigkeit nach subphrenisch angesogen!

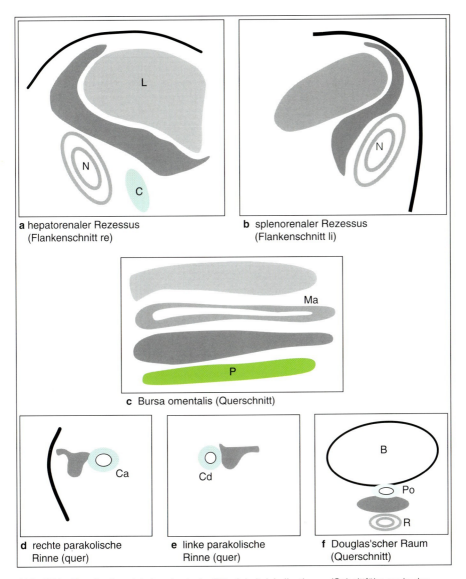

a hepatorenaler Rezessus
(Flankenschnitt re)

b splenorenaler Rezessus
(Flankenschnitt li)

c Bursa omentalis (Querschnitt)

d rechte parakolische
Rinne (quer)

e linke parakolische
Rinne (quer)

f Douglas'scher Raum
(Querschnitt)

Abb. 45 (a–f) »Asziteswinkel« = typische Flüssigkeitslokalisationen (Schnittführung in der Legende)

Abkürzungen

B	Harnblase
C	Colon
Ca	Colon ascendens
Cd	Colon descendens
L	Leber
M	Milz
Ma	Magen
N	Niere
P	Pankreas
Po	Portio uteri
R	Rektum

Merke
»Freie Flüssigkeit«
Untersuchung in Rückenlage, im Stehen oder Knieellbogenlage.
Volumina:
– ab   15 ml: kl. Becken i. Stehen
– ab 100 ml: hepatorenaler oder splenorenaler Rezessus
– ab 200 ml: Knieellbogenlage
– ab 500 ml: interenterisch

Merke
Fixierte Flüssigkeit ist schon ab 5 ml zu erkennen!

Bauchwand:
Laminierung (normale Anatomie)

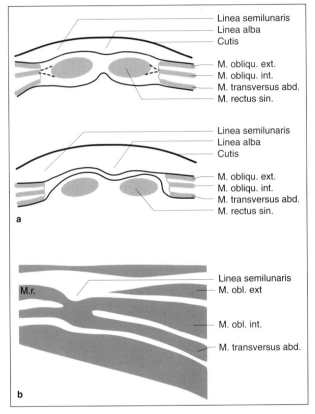

Linea semilunaris
Linea alba
Cutis

M. obliqu. ext.
M. obliqu. int.
M. transversus abd.
M. rectus sin.

Linea semilunaris
Linea alba
Cutis

M. obliqu. ext.
M. obliqu. int.
M. transversus abd.
M. rectus sin.

a

M.r.

Linea semilunaris
M. obl. ext

M. obl. int.

M. transversus abd.

b

Abb. 46a a) Querschnitt durch die Bauchwand oberhalb des Nabels. b) Querschnitt durch die Bauchwand unterhalb des Nabels (modifiziert n. Bundschu)

Abb. 46b Längsschnitt durch die Bauchwand paramedian (modifiziert n. Bundschu)

Merke

Unterhalb der Haut und Fettschicht kommen in der Bauchwand die oben beschriebenen Muskeln und Aponeurosen zur Darstellung. Die Muskeln erscheinen als gut zu differenzierende echoärmere Bänder.
Linea semilunaris (lateral des Musculus rectus) und Linea alba (zwischen den Musculi recti) zeichnen sich als kurze hell reflektierende Bänder aus. Die Muskelscheiden und Aponeurosen reflektieren ebenfalls kräftig.

Darmwand: Schichtung

Sonographische Zeichen der normalen Darmwand:
1. Fünfschichtenbild
2. Kokardenbild = Zirkulär-symmetrische Ringfigur
3. Wandelastizität = peristaltische und palpatorische Verformbarkeit
4. Wanddicke kontraktionsabhängig variabel

Merke
Sonographische Wandschichten entsprechen nicht den anatomischen Wandschichten!
Zur Darstellung der Wandschichten benötigt man meist Schallkopffrequenzen größer 5 MHz.

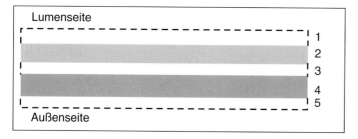

Abb. 47 Darmwandschichten im Sonogramm (Schema)
(hell = reflexreich, dunkel = reflexarm)

1 – Grenzflächenreflexion = Mukosaeintrittsecho
2 – Mukosa incl. Muscularis mucosae
3 – Submukosa
4 – Muscularis propria
5 – Austrittsecho incl. Serosa

V

Maßangaben

Voraussetzung

Für die Erhebung biologischer Meßdaten gelten drei Kriterien:
1. fixe, definierte Meßpunkte.
2. Reproduzierbarkeit.
3. tolerable Meßfehlerbreite.

Merke

Wertung von Organ- bzw. Gefäßmaßen stets im klinischen Kontext, kein unkritisches Übernehmen von Maßangaben aus Tabellenwerken!

Beispiel Die relative Weite der V. lienalis gibt keinen sicheren Aufschluß über das Vorliegen einer portalen Hypertension, da eine große Milz (z.B. Sepsis) auch stets mit einer weiten V. lienalis einhergeht! (siehe Messung V. lienalis).

Organ: Darmwand

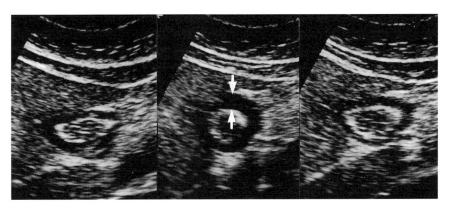

Abb. 48 Magenkorpus längs.
Ablauf einer peristaltischen Welle mit deutlicher Wandverdickung von 1 cm auf dem mittleren Bild.

Meßpunkte

Maximale Breite der Wandausdehnung (echoarm).

Normwerte

≤ 5 mm.

Wertung

Cave kontraktionsbedingte Vortäuschung einer Wandverdickung insbesondere beim Magen!

Organ: Gallenblase

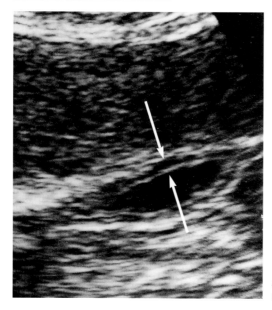

Abb. 49 Postprandiale Gallenblase mit einer Wanddicke von 5 mm.

Meßpunkte

Wanddicke: ventral.
Größe: Länge und maximale Querausdehnung der Gallenblase.

Normwerte

Wanddicke: ≤ 3 mm.
Größe: 10 × 5 cm.

Wertung

Wanddicke und Größe hängen vom Füllungs- bzw. Kontraktionszustand ab. Die Bestimmung der Wanddicke ist daher nur bei entfalteter Gallenblase zulässig. Größenbestimmungen (z. B. Ausschluß Hydrops) meist vieldeutig, daher erst nach Reizmahlzeit bzw. eindeutiger Klinik verwertbar!

Organ: Gallengang

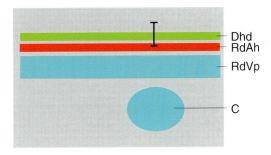

Abb. 50a Messung der Weite des Ductus hepaticus dexter in der »sonographischen Leberpforte« (Querschnitt subkostal).

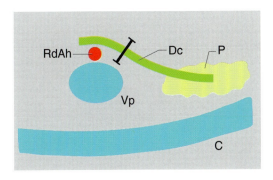

Abb. 50b Messung der Weite des Ductus choledochus in der »anatomischen Leberpforte« (Schnitt halblängs rechts paramedian).

Meßpunkte

1. Ductus hepaticus dexter (sonographische Leberpforte).
2. Ductus choledochus (anatomische Leberpforte vor der V. portae).

Normwerte

Zu 1.: Normbereich 4 mm.
         Grenzbereich 4–6 mm.
         Pathologisch > 6 mm.
Zu 2.: ≤ 8 mm, nach Cholezystektomie ≤ 12 mm.

Wertung

Die Weite des Ductus hepaticus dexter ist operationsunabhängig und daher bei meist guter Darstellbarkeit verläßlicher als die Weitenbestimmung des nur in ca. 50 % sichtbaren Ductus choledochus!

Merke

Die Weite der zentralen Gallenwege ist altersabhängig, über 60 J. Bereiche jeweils 2 mm höher anzusetzen!

Organ: Gefäße

Aorta.
Aortomesenterialer Winkel.
Lebervenen *(Abb. 45a, b)*.
V. cava.
V. lienalis.
V. portae.

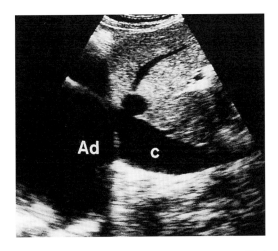

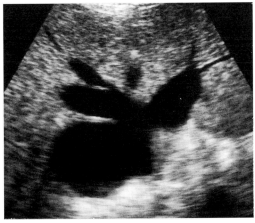

Abb. 51a, b Lebervenen- und Cavastauung bei chronischer Rechtsherzinsuffizienz (Vc: 5 cm, Vvh 2–3 cm).

Meßpunkte

Keine definierten Meßpunkte.

Normwerte

Aorta: ≤ 3 cm.
Aortomesenterialer Winkel 10–30°.
Lebervenen: ≤ 0,5 cm.
V. cava: ≤ 2,0 cm.
V. lienalis: ≤ 2,0 cm.
V. portae: ≤ 2,5 cm.

Wertung

Eine umschriebene Aortenweite > 3 cm mit Thrombosesaum spricht für ein Aneurysma, eine langstreckige Aufweitung ohne Thrombus für eine Ektasie.

Der aortomesenteriale Winkel hat keine praktische Relevanz, da auch mesenteriales Fett zu seiner Aufweitung führen kann.

Die Weite venöser Gefäße ist variabel, die fehlende Komprimierbarkeit ist ein verläßlicheres Kriterium für eine Drucksteigerung als numerische Weitenangaben!
Fehlende Komprimierbarkeit spricht für eine Thrombose, verminderte Komprimierbarkeit für eine Drucksteigerung im venösen System.

Organ: Harnblase

(Restharnbestimmung).

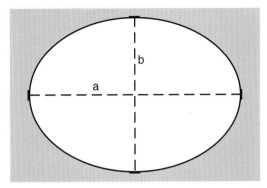

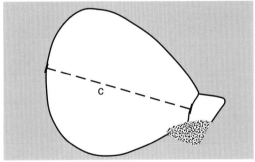

Abb. 52
Harnblasendurchmesser zur
Blasenvolumenbestimmung

Meßpunkte

Ermittlung der drei größten Durchmesser im Transversal- und Longitudinal-
schnitt.

Normwerte

Volumen = a × b × c × 0,523.

Wertung

Bestimmung des Volumens vor und nach Miktion mit ausreichender klinischer Treffsicherheit.

Organ: Leber

(Organgröße).

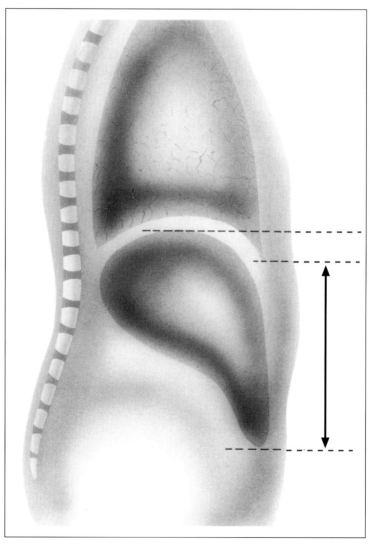

Abb. 53a Messung der Leberlängsausdehnung (Medioclavicularlinie).

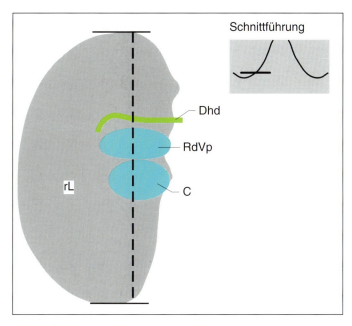

Abb. 53b   Messung der Lebertiefenausdehnung (a.p.).

Meßpunkte

1. Vorgehen nach Niederau *(Abb. 53a)* (aus Swobodnik).
2. eigenes Vorgehen *(Abb. 53b)* Messung a.p. in der »sonographischen« Leberpforte.

Normwerte

Zu 1: ≤ 13 cm.
Zu 2: ≤ 12 cm.

Wertung

Leber als individuell formvariables Organ nur schwerlich zu vermessen.
Messungen nur für Verlaufsbeobachtungen geeignet!

Organ: Leber

(Winkel) *(Abb. 54).*

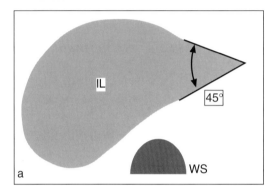

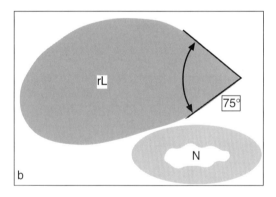

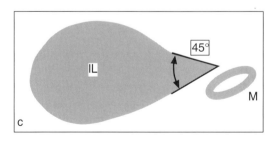

Abb. 54 Leberwinkel

Meßpunkte

a – linker Leberlappen quer.
b – rechter Leberlappen längs.
c – linker Leberlappen längs.
(jeweils Unterrand bzw. laterale Begrenzung)

Normwerte

zu a $\leq 45°$.   zu b $\leq 75°$.   zu c $\leq 45°$.

Wertung

Messung relativ unzuverlässig, da Leberform variabel. Für Verlaufsbeobachtungen geeignet.

Abkürzungen

rL   rechter Leberlappen
lL   linker Leberlappen
M   Magen
N   rechte Niere

Organ: Leber

(Messung des Lobus caudatus)   *(Abb. 55).*

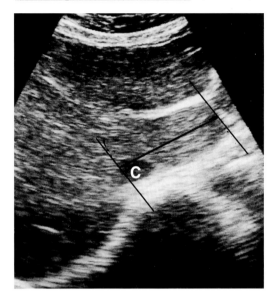

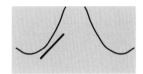

Abb. 55 Messung des Lobus caudatus: Schnittführung

Meßpunkte

Schnittführung subkostal schräg.
Messung von der Cavawand (rechts) bis zur maximalen queren Ausdehnung (meist nach ventral offene Winkel mit Körperquerachse von 15 – 20°).

Normwerte

normal: ≤ 6 cm.   Grenzbereich: 6 – 8 cm.   pathologisch: ≥ 8 cm.

Wertung

Eine Vergrößerung des Lobus caudatus ist Hinweis für eine Leberparenchymerkrankung. Fehlende Vergrößerung schließt diese jedoch nicht aus! Größe weder vom Geschlecht noch vom Alter abhängig. Der Lobus vergrößert sich zunächst in querer Ausdehnung. Lig. venosum ist nicht immer darstellbar, daher Messung im queren Durchmesser!

Organ: Milz

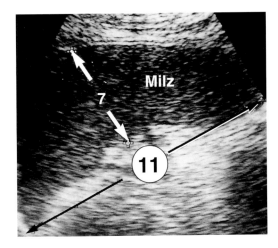

Abb. 56

Meßpunkte

Länge: Verbindung von oberem und unterem Milzpol.
Breite: Verbindung zwischen Hilus und maximaler lateraler Zirkumferenz.

Normwerte

»4711«-Regel:		
	– Länge	≤ 11 cm.
	– Breite (= Tiefe, a.p.-×)	≤ 7 cm.
	– Dicke	≤ 4 cm.

Wertung

Der a.p.-Durchmesser soll sich als früheste Ausdehnung vergrößern (am besten zu messen). Die Bestimmung der Längsausdehnung häufig durch überlagerten oberen Pol schwierig. Approximative Bestimmung durch Verdoppelung der Distanz Hilus – unterer Pol.
Die Dicke ist schwierig meßbar, wird meist nicht angegeben.

Organ: Niere

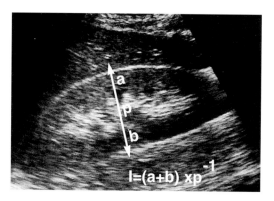

Abb. 57 Reproduktion mit freundl. Erlaubnis des Verlages Urban & Schwarzenberg. Aus: R. Lorenz „Bildgebende Verfahren" In: Innere Medizin. Hrsg. Classen, Diehl, Kochsiek 1994.

Meßpunkte

Länge: Verbindung oberer Pol – unterer Pol.
Parenchym-Sinus-Index: Breite beider Parenchymlippen (Organmitte) dividiert durch die Breite des Sinusreflexes.

Normwerte

Nierengröße altersabhängig!
Länge 10 ± 2 cm, Seitendifferenz ≤ 3 cm pathologisch.
Parenchym-Sinus-Index: 2 : 1, über 60 J.: 1 : 1.

Wertung

Für Verlaufsbeobachtungen sollten immer beide o.g. Parameter bestimmt werden!

Organ: Pankreas

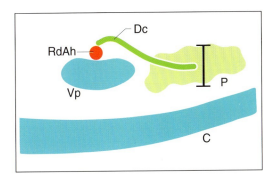

Abb. 58 Messung Pankreaskopf
(Längsschnitt a.p. vor der
V. cava).

Meßpunkte

Kopf: Im Längsschnitt a.p. vor der V. cava.
Korpus: Im Querschnitt in Aortenhöhe.

Normwerte

Kopf $\leq 3{,}5$ cm.
Korpus ≤ 2 cm.

Wertung

Verwechslung von Messungen des Kopfes: Längsausdehnung anstelle
a.p.-Ausdehung mit entsprechend anderen Meßgrenzen sind zu vermeiden!
Der Schwanz ist wegen fehlender fixer Meßpunkte und deutlicher Varianz
nur schlecht auszumessen!

Abkürzungen

C   V. cava inferior
Dc   Ductus choledochus   RdAh rechter Leberarterienast
P   Pankreaskopf   Vp   V. portae (R. dexter)

Organ: Pankreasgang

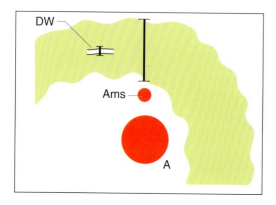

Abb. 59 Messung Pankreaskorpus (Querschnitt a.p.).

Meßpunkte

Gangbreite im Kopfbereich sowie in Korpusmitte.

Normwerte

4 mm (unter Mitmessung der Wand).

Wertung

Bei weitem D. Wirsungianus immer an zwei Ursachen denken: mechanische Abflußbehinderung (Entzündung, Tumor) sowie entzündliche Gangaffektion.

Abkürzungen

A   Aorta
Ams   A. mesenterica superior
DW   Ductus Wirsungianus

Organ: Prostata

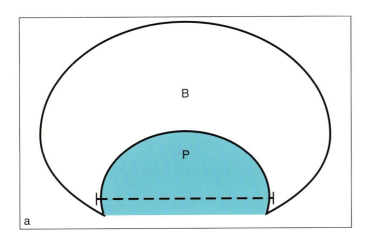

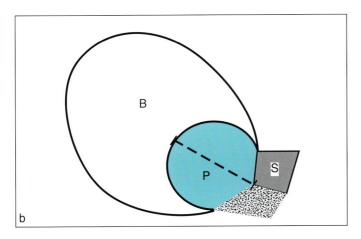

Abb. 60 Subrapubische Prostatagrößenbestimmung.

Meßpunkte

(suprapubisch)
- maximale Querausdehnung
- maximale Längsausdehnung

Normwerte

quer ≤ 5 cm
längs $\leq 3,5$ cm

Wertung

Suprapubisch Adenomgröße approximativ bestimmbar; transrektal genauere Messung möglich.

VI

Irrtumsmöglichkeiten (»Pitfalls«)

Aus der Fülle möglicher »Pitfalls« sollen die häufigsten exemplarisch dargestellt werden, um so bei auftretenden Problemen dem Leser eine Vergleichsmöglichkeit zu geben. In vielen Fällen hilft die ergänzende multiplanare Schnittführung weiter!

1. »Pitfall«

Lig. teres hepatis

Verwechslungsmöglichkeit

Rundherd.

Klärung

Befund in der zweiten Ebene nicht reproduzierbar, da ligamentäre Struktur.

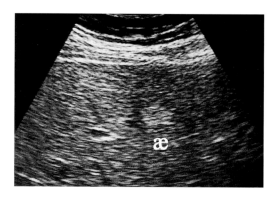

Abb. 61

2. »Pitfall«

Gas im Duodenum

Verwechslungsmöglichkeit

Cholezystolithiasis.

Klärung

Untersuchung in mehreren Schnittebenen. Gas steigt nach ventral *(Abb. 62b)* bzw. wird weitertransportiert.

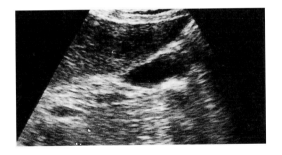

Abb. 62a

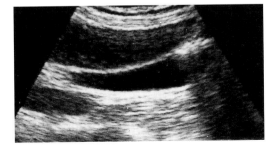

Abb. 62b

3. »Pitfall«

Weite A. hepatica (Ramus dexter)

Verwechslungsmöglichkeit

Erweiterung Gallengang (D. hepaticus dexter).

Klärung

Verfolgung des Gefäßes bis zum Truncus coeliacus. Arterie zieht bogig nach kranial, Gallengang aus der Leberpforte nach kaudal.

Abkürzungen

C   V. cava inferior
Vp   Ramus dexter V. portae

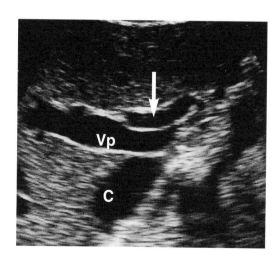

Abb. 63

4. »Pitfall«

»Gallenblasendreieck«

Es handelt sich um ein reflexabgeschwächtes Areal neben der Gallenblase (Segment 5, re. Leberlappen), welches physiologischerweise häufig auftritt.

Verwechslungsmöglichkeit

Fokale Parenchymläsion.

Klärung

Kein Herdcharakter, Ausdehnung mehr flächig.

Abkürzungen

G   Gallenblase

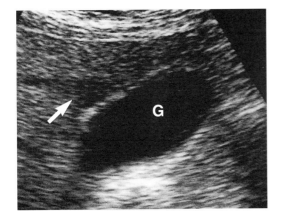

Abb. 64

5. »Pitfall«

Pseudotumoren der Niere

Verwechslungsmöglichkeiten *(Abb. 65a–h)*

Milzbuckel *(Abb. 65a, b)* ⟨d. h. Vorwölbung der lat. Nierenkontur zur Milz hin⟩.
Bertinische Säule *(Abb. 65c, d)* ⟨d. h. verbreiterte Parenchymsäule⟩.
Perirenales Fett (Abb. 65e, f).
Partialvolumeneffekt durch Darmschlingen *(Abb. 65g, h)*
⟨d. h. Teil- bzw. Mitanschnitt⟩.

Klärung

Untersuchung in mehreren Ebenen, im Zweifelsfall CT!

Abkürzungen

C   Colon
D   Darm
N   Niere

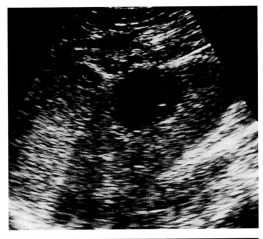

Abb. 65a Milzbuckel.

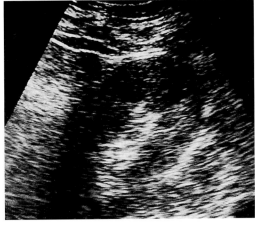

Abb. 65b Milzbuckel.

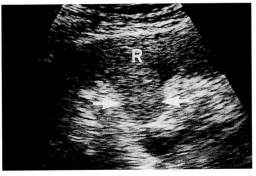

Abb. 65c Bertinische Säule.

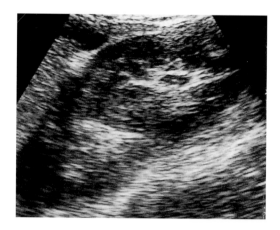

Abb. 66d Bertinische Säule.

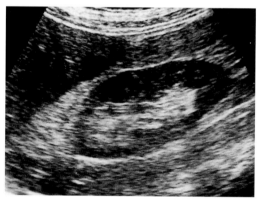

Abb. 66e Perirenales Fett.

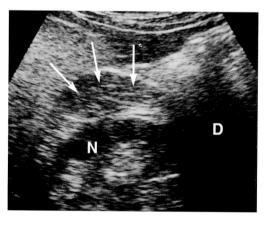

Abb. 66f Perirenales Fett.

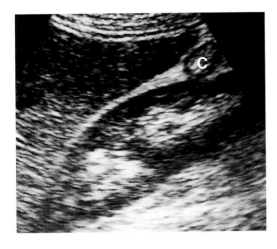

Abb. 67g Partialvolumeneffekt durch Colon (C).

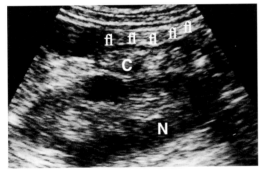

Abb. 67h Partialvolumeneffekt durch Colon (C).

6. »Pitfall«

Frühschwangerschaft

Verwechslungsmöglichkeit

»Uteruszyste«

Klärung

Schwangerschaftstest!

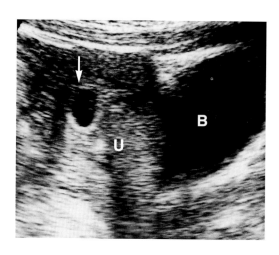

Abb. 68 Uterus bzw.
»zystische Läsion« in der
7. Schwangerschaftswoche
(= Fruchtblase).

Abkürzungen

B   Harnblase
U   Uteruskorpus

VII

Übungsskizzen

Es werden zu Übungszwecken jeweils Orientierungspunkte vorgegeben, die ergänzt werden sollen.
Zum Zeichen sind die auf der letzten Seite des Einbandes eingelegten Übungsfolien (mit Alkohol abwaschbar) zu benutzen!

1 Längsschnitt Bauchaorta

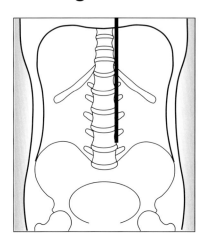

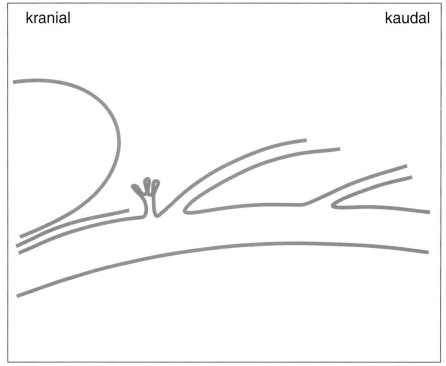

kranial   kaudal

2 Längsschnitt V. cava inferior

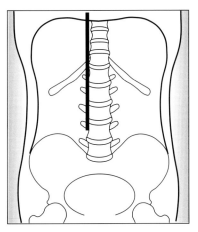

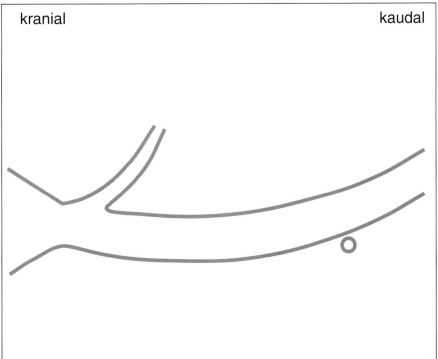

3 Rechter Nierenhilus quer

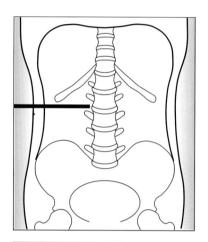

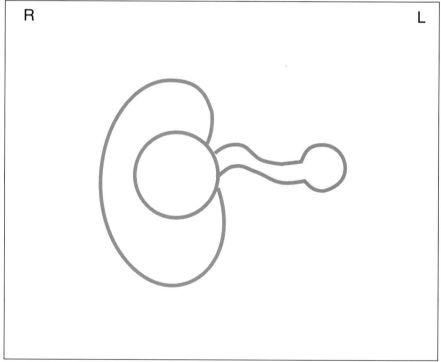

R   L

4a »Sonographische« Leberpforte

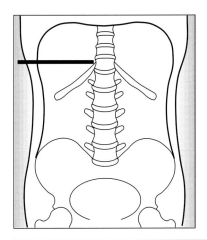

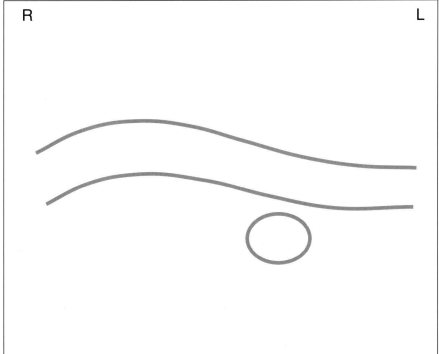

4b Segmente rechter Leberlappen

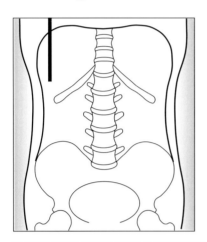

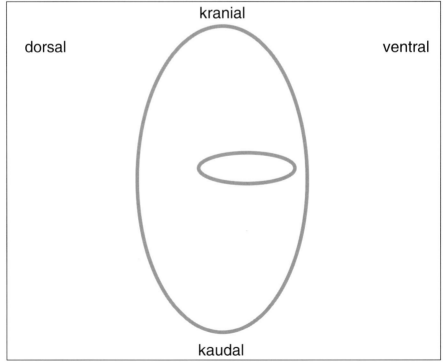

4c Segmente linker Leberlappen

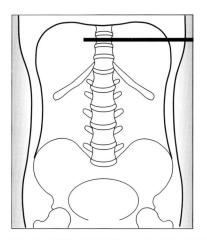

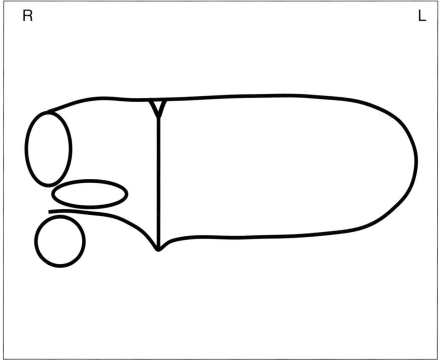

5a Oberrand Pankreaskorpus

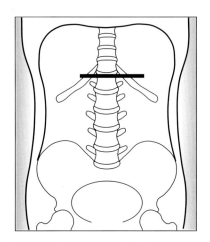

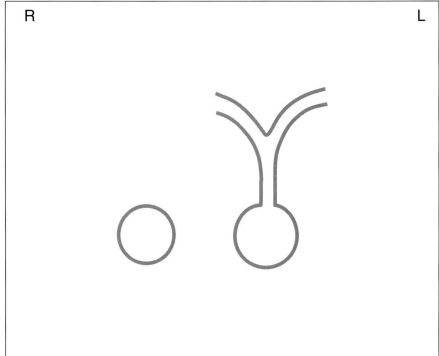

5b Pankreaskorpusloge

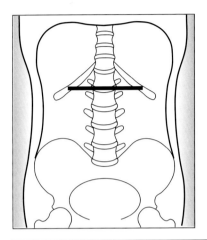

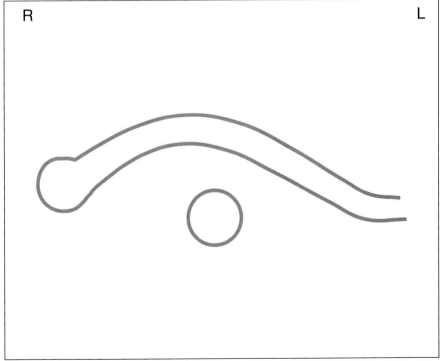

5c Nierenhilus

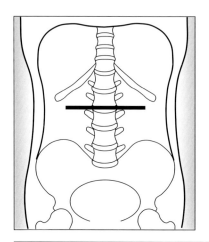

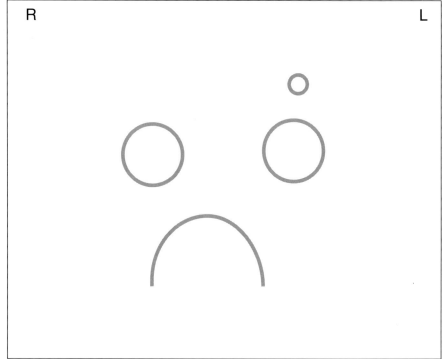

R   L

6 Pankreaskopfdreieck

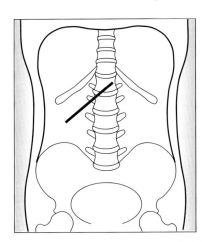

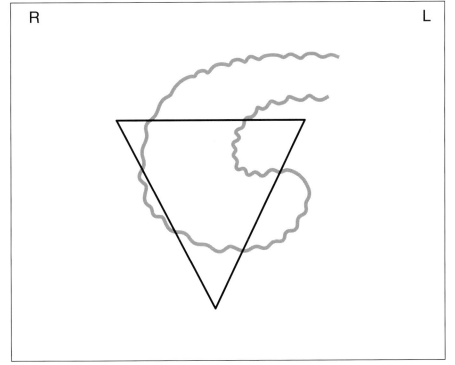

7 Milzhilus

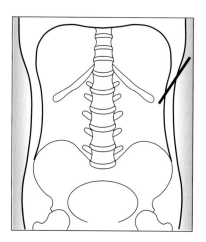

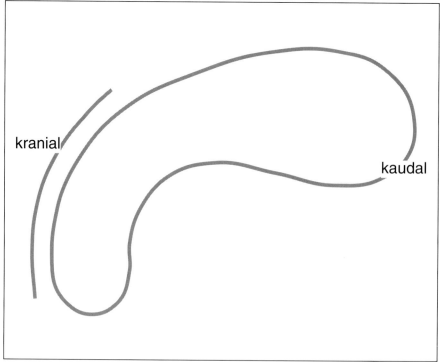

8 Bauchgefäße quer

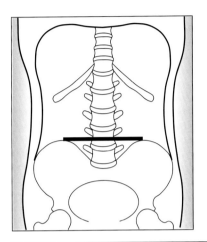

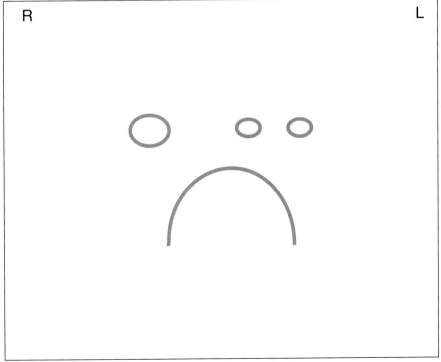

9 Beckenwandgefäße

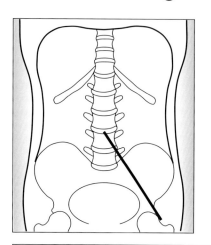

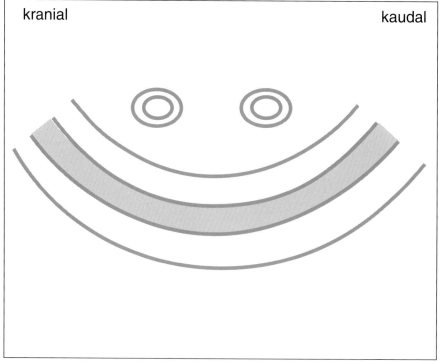

kranial
kaudal

10 Beckenorgane

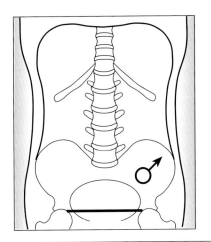

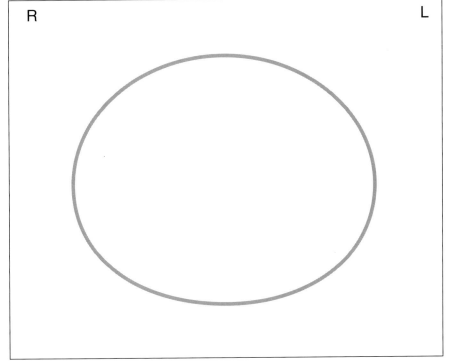

11 Beckenorgane

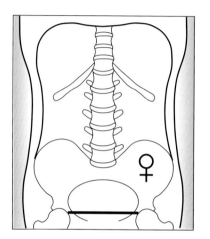

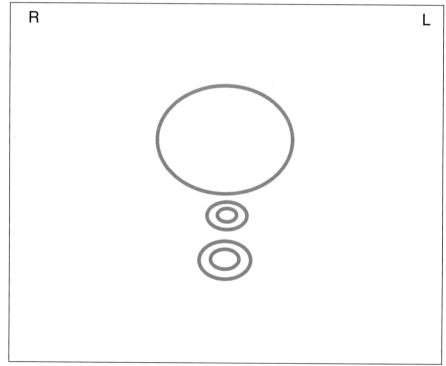

12 Beckenorgane

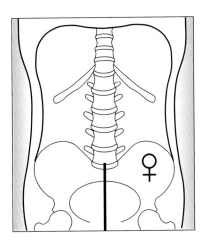

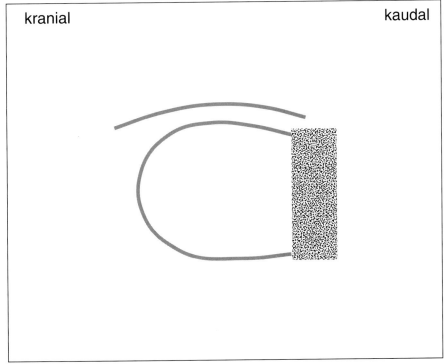

kranial   kaudal

Literaturhinweise

Braun, B., Günther, R., Schwerk, W.: Ultraschalldiagnostik. Lehrbuch und Atlas, 2 Bd. ecomed Verlag, Landsberg 1996

Bundschu, H.-D., Hust, W., Preim, D.: Abdominelle Ultraschalldiagnostik in der Praxis. Hippokrates, Stuttgart, 4. Aufl. 1997.

Lorenz, R.: Bildgebende Diagnostik des Peritonealraumes. Klinisch – radiologisches Konzept. Hippokrates, Stuttgart, 1992.

Meyers, M. A.: Dynamic radiology of the abdomen. Springer, New York, 4. Aufl. 1994.

Rettenmaier, G., Seitz, K. (Hrsg.): Sonografische Differentialdiagnostik. Band 1 (1990), Band 2 (1991), edition medizin VHC, Stuttgart.

Schmidt, G. (Hrsg.): Ultraschall – Kursbuch. Thieme, Stuttgart, 2. Aufl. 1996

Swobodnik. W., Hermann, M., Altwein, J. E., Basting, R. F.: Atlas der Ultraschallanatomie. Thieme, Stuttgart 1988.

Thiel, W.: Photographischer Atlas der Praktischen Anatomie: Bauch, untere Extremität. 2 Bd. Springer, Berlin, Heidelberg, New York 1996.

Sachverzeichnis

Lefax®

Klare Sicht in der Sonographie

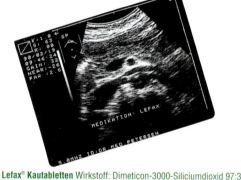

Lefax® Kautabletten Wirkstoff: Dimeticon-3000-Siliciumdioxid 97:3 (Simethicon) bei Blähungen. **Zusammensetzung:** 1 Kautabl. enthält: Dimeticon-3000-Siliciumdioxid 97:3 (Simethicon) 42,0mg. Sonstige Bestandteile: Saccharose, Glucose, Glycerolstearatpalmitat, Fenchelöl, Pfefferminzöl, Kümmelöl. **Anwendungsgeb.:** Bei übermäßiger Gasbildung und Gasansammlung im Magen-Darm-Bereich (Meteorismus) mit gastrointestinalen Beschwerden wie Blähungen, Völlegefühl und Spannungsgefühl im Oberbauch. Bei verstärkter Gasbildung nach Operationen. Zur Vorbereitung diagnostischer Untersuchungen im Bauchbereich zur Reduzierung von Gasschatten (Sonographie, Röntgen). **Dosierungsanl.:** Erwachsene und Kinder ab 6 Jahren nehmen 1-2 Kautabletten 3-4mal täglich zerkaut zu den Mahlzeiten ein. Zur Sonographie-Vorbereitung wird folgende Dosierung empfohlen: Am Tag vor der Untersuchung 3mal 2 Kautabl., am Morgen des Untersuchungstages 2 Kautabl.. Wichtig ist, darauf zu achten, daß die Kautabl. zerkaut werden. Die Dauer der Anwendung richtet sich nach dem Verlauf der Beschwerden. Lefax Kautabl. können, falls erforderlich, über längere Zeit eingenommen werden. **Hinweise:** Für den Diabetiker ist zu beachten, daß eine Lefax Kautabl. 0,55g Zucker, entsprechend ca. 0,05 Broteinheiten (BE), enthält **Packungsgr./ Preise:** 20 Kautabl. (N1) DM 7,19; 50 Kautabl. (N2) DM 14,69; 100 Kautabl. (N3) DM 25,21. ASCHE AG, Postfach 50 01 32, 22701 Hamburg. Stand: Mai 1997

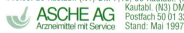

ASCHE AG
Arzneimittel mit Service